卫生健康职业教育校企合作创新教材

医药数理统计实践教程

（供药学、中药学、制药工程、医药营销、食品加工生产等专业用）

主　编　陈锦燕　周洁嫦

副主编　谢国权　王媛媛

编　者　（以姓氏笔画为序）

王媛媛（广东江门中医药职业学院）

吴柏雄（广东江门中医药职业学院）

陈晓燕（广东省汕头市卫生学校）

陈锦燕（广东江门中医药职业学院）

周洁嫦（东莞职业技术学院）

谢国权（广东江门中医药职业学院）

中国健康传媒集团

中国医药科技出版社

内 容 提 要

　　本教材系根据高职高专院校学生的实际学习情况和教学需要编写而成。本教材遵循医药数理统计课程教学大纲的基本要求和应用特点，内容包含数据资料的整理和图表展示方法；统计概率的基本原理和基本知识；常用统计量的计算方法和统计意义；常用统计分布的特征和概率计算方法；还有参数估计、假设检验、方差分析的基本方法；一元线性相关和回归分析、正交试验设计与分析方法。本教材以医药案例为载体，配以 Excel 软件使用，突出高职教学的应用性、可操作性，以培养学生运用 Excel 软件进行医药统计分析、解决实际问题的能力，达到"学以致用"的目的。

　　本教材主要供高职高专院校药学、中药学、制药工程、医药营销、食品管理、食品加工生产等专业教学使用，也可供医药卫生类工作者学习参考。

图书在版编目（CIP）数据

医药数理统计实践教程/陈锦燕，周洁嫦主编．—北京：中国医药科技出版社，2023.8
卫生健康职业教育校企合作创新教材
ISBN 978-7-5214-4065-2

Ⅰ.①医…　Ⅱ.①陈…②周…　Ⅲ.①医用数学—数理统计—高等职业教育—教材　Ⅳ.①R311

中国国家版本馆 CIP 数据核字（2023）第 143523 号

美术编辑　陈君杞
版式设计　南博文化

出版　**中国健康传媒集团**｜中国医药科技出版社
地址　北京市海淀区文慧园北路甲 22 号
邮编　100082
电话　发行：010-62227427　邮购：010-62236938
网址　www.cmstp.com
规格　787×1092mm $\frac{1}{16}$
印张　10 $\frac{1}{4}$
字数　216 千字
版次　2023 年 8 月第 1 版
印次　2023 年 8 月第 1 次印刷
印刷　北京市密东印刷有限公司
经销　全国各地新华书店
书号　ISBN 978-7-5214-4065-2
定价　**39.00 元**

获取新书信息、投稿、为图书纠错，请扫码联系我们。

数字化教材编委会

主　编　陈锦燕　周洁嫦

副主编　谢国权　王媛媛

编　者　（以姓氏笔画为序）

　　　　王媛媛（广东江门中医药职业学院）

　　　　吴柏雄（广东江门中医药职业学院）

　　　　陈晓燕（广东省汕头市卫生学校）

　　　　陈锦燕（广东江门中医药职业学院）

　　　　周洁嫦（东莞职业技术学院）

　　　　谢国权（广东江门中医药职业学院）

前言

医药数理统计是应用概率论和数理统计的原理和方法，对医药、食品等相关领域研究对象的数据资料信息进行搜集、整理、分析和解释，以显示其总体特征和统计规律性的应用学科。在当今社会信息化和大数据化的背景下，医药数理统计作为利用相关数据资料进行医药、食品科学研究的重要前提和手段，也被赋予了更加重要的作用和意义。

本教材以中医药特色人才培养目标为依据，以临床岗位需求为导向，根据医药数理统计课程教学大纲的基本要求和应用特点编写而成。针对新时代高职高专学生的学习特点和实际情况，进一步优化学习路径、聚焦统计分析、突出实训操作、强化实践运用、深化技能培训。要求学生掌握简明的理论知识，学会简单的概率和统计计算，通过案例教学和操作练习，提高学生应用统计知识解决实际问题的能力，达到"学以致用"的目的，也为后续相关专业课程的学习，提供基础理论和相关操作知识，实现为药学、中药学、食品类及相关专业培养高级应用型技能人才的目标。

为突出高职教学的应用性、可操作性，教学中应用最为普及的Excel软件进行统计计算和数据分析，解决医药统计实际问题。本教材提供大量工作任务操作视频，学生通过学习操作视频和大量操作练习，使形成的感官认识上升到理性理解概率统计理论知识。

本教材还通过"延伸阅读"模块进行拓展课程知识教育，强化课程思政教育，体现立德树人的育人功能，将价值塑造、知识传授和能力培养融为一体，培养高职学生可持续发展的能力。本教材主要供药学、中药学、制药工程、医药营销、食品管理、食品加工生产等专业教学使用，也可供各类专业人员，特别是医药卫生工作者学习参考。

本教材编写分工如下。陈锦燕老师负责绪论、第一章、第二章；王媛媛老师负责第三章；周洁嫦老师负责第四章；谢国权老师负责第五章；陈晓燕老师负责第六章；吴柏雄老师负第七章、第八章。在编辑过程中，本书参考了大量前人的著作，在此深表谢意。

本教材的编写工作得到所有编者及其院校领导的大力支持、指导与帮助，在此一并深表感谢！

由于编者的学术水平有限、时间仓促，书中难免存在不足之处，敬请读者提出宝贵意见和建议，以促进本教材日臻完善。

编 者
2023 年 6 月

目录

绪 论

统计作为一种社会实践活动由来已久，在大数据时代信息化和智能化背景下，统计工作越来越重要。随着社会的发展和科技的进步，不论政府还是企事业单位都面临着数字化转型的实践与挑战，通过开展数据预处理、分析挖掘和数据可视化，可大幅提升工作效能，尤其在迅猛发展的医药、食品的研究和生产中，无论是疾病防治、药物研发，还是临床试验、公共卫生、食品安全等各个领域方面，都需要进行大量的数据资料的整理和分析，统计工作发挥的作用越来越重要。

一、医药数理统计课程的性质

医药数理统计课程是应用概率论和数理统计的原理和方法，对医药、生物等相关领域研究对象的数据资料信息进行搜集、整理、分析和解释，以显示其总体特征和统计规律性的应用学科。

目前，在医药、食品的研究和生产的各个方面都需要进行大量的数据资料的整理和分析，医药统计作为临床科研的重要工具，对建立现代医院管理模式与高质量发展现代医疗事业起着至关重要的作用。高职药学类专业的学生掌握医药数理统计的知识，并能有效地使用统计软件进行数据整理、统计图表显示和统计计算、分析问题是很重要的。高职学生不仅要学会医药数理统计的基本理论和方法，更重要的是培养观察客观世界的随机性思维方式，这对中医药院校大学生毕业生的科学认知能力和科研创新能力的培养，具有十分重要的现实价值。高职院校还要培养学生实际操作技能，本课程着重培养和提高高职学生应用计算机软件进行统计操作的技能。

医药数理统计是一门实践性很强的课程。目前大多侧重基本方法的介绍，课程实践教学内容相对欠缺。这样既不利于提高学生创新精神和动手能力，也使得这门课程的教学显得枯燥无味。为此，我们在教材中介绍一些常用的统计软件，帮助学生建立数据分析理念，为学生掌握统计方法后运用统计知识解决实际问题奠定坚实基础。

二、常用统计软件的应用

1.SAS（统计分析系统）和SPSS（社会科学统计软件）是模块化、集成化的统计应用软件系统，集数据整理、分析功能于一身的组合式统计软件包。它们是目前最流行的国际标准通用的统计分析软件。但由于是英文版的操作界面，且系统配置要求高，操作比较繁琐，而且有版权限制，不利于学习掌握。

2. Excel（电子表格软件），作为 Microsoft Office 办公软件包的最重要的组件之一，是一个功能强大且使用简便的电子表格软件，也可进行各种数据处理、基本统计分析、数学计算操作等。它界面友好，使用普及程度高，学习和应用起来更得心应手。

三、Excel 软件中数据分析工具的加载

在 Excel 2007 及以上版本的常规安装中，数据分析工具并不作为命令显示在菜单选项中，必须首先另行加载"分析工具库"，才能在主菜单【数据】的选项中出现【数据分析】的命令选项，才可进行基本的数据统计分析。

加载数据分析工具的具体操作步骤：（以 Excel 2010 为例）

1.进入 Excel，分别点击左上方"文件""选项""加载项""转到（G）""加载宏"等按钮，在"分析工具库"前打√，然后"确定"。具体对话框如：绪图–1、绪图–2、绪图–3。

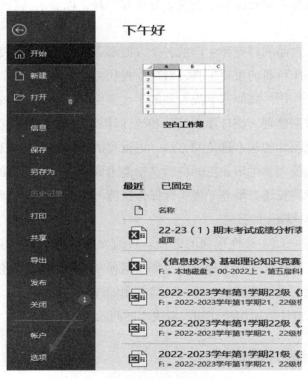

绪图 –1　Excel【选项】对话框

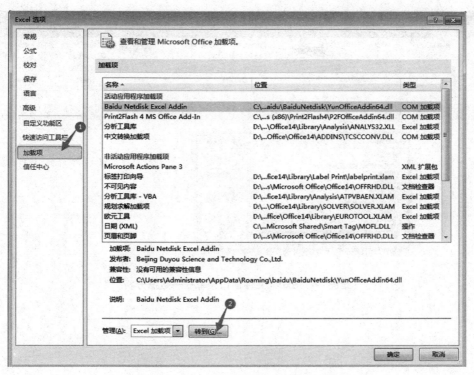

绪图 –2　Excel【加载 – 转到】对话框

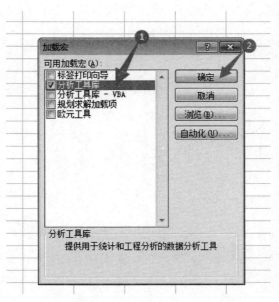

绪图 –3　Excel【加载宏】对话框

2.回到主菜单"数据"–"数据分析"，根据需要选择相应的操作。如绪图–4所示。

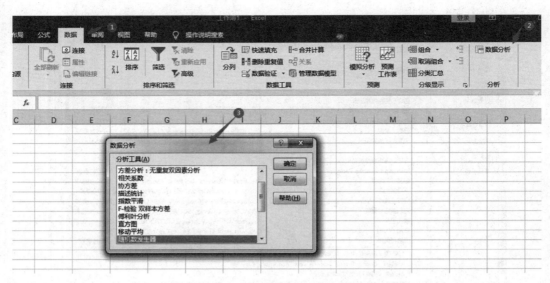

绪图 –4　Excel 文件窗口菜单——数据分析

（陈锦燕）

第一章　数据的描述和整理

学习目标

1. 重点掌握统计分组方法、统计频数表与统计图的制作方法。
2. 学会常用统计量的计算。
3. 学会用Excel进行统计分组、作图和统计量的计算。

第一节　数据的分类和整理

案例资料

案例1.1–1：根据《中国2010年人口普查资料》提供的2010年第六次全国人口普查数据资料，人口的受教育程度分为未上过学、小学、初中、高中、大学专科、大学本科和研究生共7类。在我国6岁及以上共计12.4254亿人口中，0.6213亿人的受教育程度是未上过学；3.5721亿人是小学；5.1817亿人是初中；1.8664亿人是高中；0.6861亿人是大学专科，0.4562亿人是大学本科，0.0413亿人是研究生。

案例1.1–2：已知某校某专业60名学生统计课成绩如下表1.1–1。

表 1.1–1　60 名学生统计课成绩表

83	67	80	71	81	62	73	75	57	86
96	64	89	47	91	89	66	83	84	79
72	74	61	96	82	69	94	81	70	57
83	85	78	54	99	79	64	77	84	99
76	92	79	72	94	86	53	81	93	69
85	63	78	66	77	81	80	69	83	76

问题：（1）以上两个案例的数据资料有何区别？

（2）如何对这些数据进行统计整理，并用统计表和统计图来表示呢？

（3）可以通过计算哪些统计量来反映他们的性质？

统计工作就是要研究数据资料的。数据资料大多以数字的形式展示，也有些数据资料以文字、字母等形式展示。

一、数据的类型

1.定性数据也称品质数据

定性数据是观察或实验结果不可以用数值大小表示，只能用文字描述的数据资料，一般不带有度量衡单位。它分为定类数据和定序数据两类。

（1）定类数据或名义数据、计数数据　是对事物按照其属性进行分类或分组的计量结果。例如：血型可分为O型、A型、B型、AB型；人口的性别分为男、女两类。

（2）定序数据或有序数据、等级数据　是对事物之间等级或顺序差别的计量结果。例如：产品的质量分为优、良、中、合格等级别；药品的等级也可分为一类、二类、三类等。

2.定量数据

定量数据也称数值数据或计量数据，是观察或实验结果可以用数值大小表示的数据资料，一般带有度量衡单位。例如：成绩、产品的重量等数据。

显然，案例1.1-1反映人口的受教育程度的资料是属于定性数据类型。案例1.1-2的成绩数据是属于定量数据类型。

二、变量及其类型

说明现象的某种属性或标志称为变量，变量可以取很多个值。对变量进行测量或观察的值称为观察值或变量值变量。

三、两类数据的转换

根据统计分析的需要，定量数据与定性数据之间经常要做数据类型的转换。

1.定量数据的定性化转换

成绩达60分或以上为及格、60分以下为不及格；若将血红蛋白按含量（g/L）分为五级：<60（重度贫血）、60~90（中度贫血）、90~120（轻度贫血）、120~160（血红蛋白正常）、>160（血红蛋白增高）。

2.定性数据的数量化转换

定性数据"男""女"可以分别取值"1""0"。如果是按文盲、半文盲、小学、初中、高中、大学及以上这5组进行分类，则文化程度变量属于定序变量，对这5类数据赋值时我们可分别取值为1、2、3、4、5，此时取值1、2、3、4、5之间不仅是一种"数据代码"，也有量的区别。

四、统计数据的整理

1.统计数据的搜集和来源

统计数据资料的搜集的基本要求是：准确性、及时性和系统性。

通过数据搜集，可得到两类不同来源的数据资料：原始资料（或一手资料）、次级资料（或二手资料）。

2.数据的统计整理基本步骤

（1）对数据资料进行审核和订正。

（2）对数据资料进行统计分组（分类）。

（3）统计汇总，计算各组频数，编制频数分布表。

（4）给出统计图表或报告。

五、用 Excel 生成频数分布表与统计图

不借助计算机软件，用手工进行数据分组汇总，可用"画正"归类来计算各组频数，工作很繁琐。利用计算机软件进行分组、汇总各组频数就简单多了。

◆任务一：定性数据资料的分组与统计图

请对案例1.1–1的数据分组并做出统计图

1.定性数据资料进行整理的操作方法

（1）对定性资料进行归类分组，用表格把各组的频数和频率计算出来。

（2）选定表格中的数据区域。

（3）插入菜单—图表—柱形图（或其他图形）。

（4）编辑图形（点击对象—右键—选择要修改的项目进行修改）。

◆任务二：定量数据资料的分组与统计图

请对案例1.1–2的数据分组并做出统计图

1.定量数据资料进行整理的操作方法

（1）用Excel函数找出最大值、最小值和极差。

视频 1–1　第一章任务一 受教育程度的数据资料整理

视频 1–2　第一章任务二 60名学生统计课成绩分组操作视频

（2）定好组距和组数。

（3）定好每组上限，按升序（或降序）放置一列。

（4）点击数据菜单—数据分析—直方图。

（5）在弹出的对话框中输入区域、接受区域、输出区域。

特别注意：接受区域是指"定好的每组上限"，先要升序（或降序）放好。

注：最大值、最小值、极差的Excel函数分别是：

最大值=MAX（数据范围）；最小值=MIN（数据范围）；极差R=MAX（数据范围）－MIN（数据范围）

组距=本组上限－本组下限

一般应根据数据分布特点来定每组的组距。如身高数据一般以5cm为组距；成绩数据一般以10分为组距；如果预先定好组数，组距d=（最大值－最小值）/组数，取整来确定。组距可以相等，也可以不相等。

一般当数据个数小于50时，可分为5~6组；当数据个数为100左右时，一般设为6~10组；当数据个数超过500时，可分为10~15组。也可根据案例数据的特殊性来界定组距或组数。

分组注意问题如下。

（1）组距分组时，应该遵循"不重不漏"原则。

（2）相邻两组组限重叠时，一般"组上限不在内"，最后一组包括上限。

（3）第一组和最后一组可用"XX以下"，"XX以上"。

（4）可"等距分组"，也可"不等距分组"。

（5）组中代表值：组中值=（下限值+上限值）/2。

组距分组时，应该遵循"不重不漏"的原则是指数据在计入分组频数时，不要重复计算，也不要遗漏。对连续变量采用相邻两组组限重叠时，一般规定"组上限不在内"，只有最后一组包括上限。若有数据为"80"，它应归到（80~90）一组中，而不是归到（70~80）组中。另外，为避免出现空白组（数据频数为0）或个别极端值被漏掉，第一组和最后一组可以采用开口组"XX以下"及"XX以上"，开口组通常以相邻组的组距作为其组距。

为了统计分析需要，有时还需要观察某一段数值以下（或以上）的频数或频率之和，这称为累积频数或累积频率。

第二节 统计表与统计图

一、统计表

统计表是以表格的形式列出统计分析的事物及指标，用于统计结果的精确表达和对比分析。统计表的基本结构一般由标题、标目、线条、数字四部分组成（有时附有备注），如表1.2–1所示。

表 1.2–1　2012 年我国各产业的产值

各产业	产值（亿元）	百分比（%）
第一产业	47712	10.1
第二产业	220592	46.8
第三产业	203260	43.1
合计	471564	100.00

* 数据来源：国家统计局《2012年国民经济和社会发展统计公报》。

统计表按其标目的分类标志的多少，可以分为简单表（表1.2–1）和复合表（表1.2–2）两类。

表 1.2–2　2012 年我国各高等教育类型的研究生、本科、专科学生数

高等教育类型	招生数（万人）			在校生数（万人）		
	研究生	本科	专科	研究生	本科	专科
普通高等教育	58.97	374.06	314.78	171.98	1427.09	964.23
成人高等教育	14.06	98.48	145.47	48.99	247.55	335.56
网络高等教育	0	69.67	126.78	0	200.27	370.14

* 资料来源：国家统计局编《中国统计年鉴2012》，中国统计出版社，2012。

我们通常先对数据分组整理，得到各组的频数或频率后，就可以整理修正成如上的统计表。

二、统计图

统计图就是利用点、线、面等各种直观和形象的几何图形将复杂的统计数据表现出来的一种形式。其特点是简单明了、形象全面，可以直观地看出数量变化的统计特征和规律。可用软件Excel很方便地做统计图。统计图的类型有：条形图、圆形图、直方图、频数折线图、积累频数（频率）折线图。

Excel 作图步骤如下。

1.选定数据表区域（A1：H2）。

2.插入菜单－图表－柱形（饼形、散点图形等）。

3.编辑图形（点击对象—右键—选择要修改的项目）。

（1）条形图　条形图是用相互间隔的等宽直条来表示各指标数值大小的图形，主要用于定性数据分布的图示。可以通过 Excel 中的柱形图来生成（图1.2–1）。

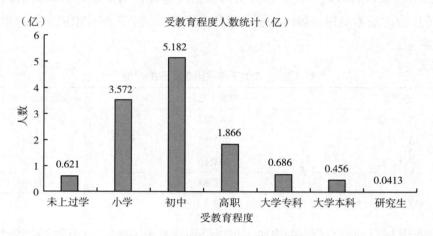

图 1.2–1　案例 1.1–1 的条形统计图

（2）圆形图　圆形图也称饼图，是用整个圆的面积表示研究对象总体，圆内各扇形面积来表示组成总体的各构成部分所占比例的一种统计图形，主要用来表示定性数据的构成比。可以通过 Excel 中的饼图来生成（图1.2–2）。

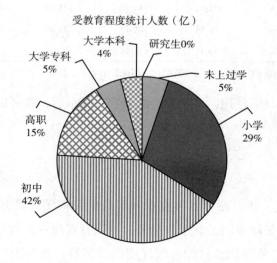

图 1.2–2　案例 1.1–1 的圆形统计图

（3）直方图　直方图是用一组无间隔的直条图来表示连续变量数据频数分布特征的统计图，又称频数分布图。直方图中，每一直条的高度表示相应组别的频数或频率（百分比），宽度则表示各组的组距。直方图可以通过 Excel 中的柱形图来生成，调整柱条的间隙宽度为 0，就可生成（图 1.2–3）。如果不是连续的组距，柱条的间隙可以相应分开些。

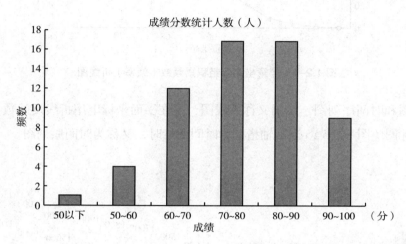

图 1.2–3　案例 1.1–2 的成绩直方图

（4）频数折线图　频数折线图是把直方图各组的顶部中点用直线连接起来的统计图（图 1.2–4）。为保证图形的封闭性，折线向左右两边各延伸一组，并取频数为 0。

视频 1–3　统计表和统计图的学习

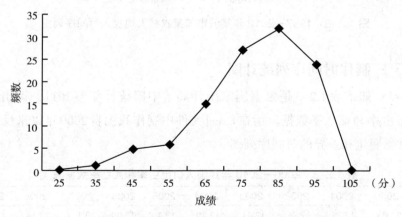

图 1.2–4　案例 1.1–1 的成绩分组频数折线图

（5）积累频数（频率）折线图　积累频数（频率）折线图是利用由频数分布表得到的组中值和累积频数（或累积频率）来绘制的折线图（图 1.2–5）。

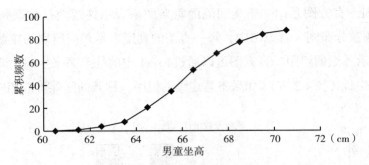

图 1.2-5　男童坐高分组积累频数（频率）折线图

（6）线图和时间序列图　线图又称折线图，是在平面坐标上用折线反映数量变化特征和规律的统计图（图1.2-6）。当横轴指标为时间变量时，又称为时间序列图。

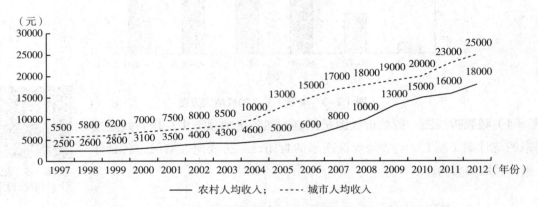

图 1.2-6　1997—2012 年某城市与某农村人均收入时间序列图

◆ **任务三：制作时间序列统计图**

案例1.2-1：如下表1.2-3是根据国家统计局《中国统计年鉴2011》得出2000—2010年我国人口出生率和死亡率数据。请在Excel文件中制作我国自2000年以来反映我国人口出生率和死亡率变化和差异的时间序列图。

表 1.2-3　2000—2010 年我国人口出生率和死亡率数据表

年份	2000	2001	2002	2003	2004	2005	2006	2007	2008	2009	2010
出生率（%）	14.03	13.38	12.86	12.41	12.29	12.4	12.09	12.1	12.14	11.95	11.9
死亡率（%）	6.45	6.43	6.41	6.4	6.42	6.51	6.81	6.93	7.06	7.08	7.11

操作步骤：

（1）选定出生率（%）、死亡系（%）及对应两行数据。

（2）点击菜单"插入"—"折线图"，确定。

（3）在生成的拆线图中选定横坐标，右键—"选择数据"。

（4）在对话框中点击"水平轴标签"编辑。

（5）选择年份数据"2000，2001，…，2010"，确定。

视频 1-4　任务三 人口出生率和死亡率的时间序列图

第三节　数据分布特征的统计描述

对于数据分布的特征和规律进行全面掌握和定量刻画，则需要了解反映数据分布特征不同侧面的统计指标——即统计量。常用的统计量可以从集中趋势和离散程度两方面对数据分布的特征进行描述。

一、数据分布集中趋势的描述

1.常用统计量主要有：均值、众数、中位数。

（1）均值　称为均数或算术平均值｛XE"算术平均值（arithmetic mean）"｝，是全部数据的算术平均，记为$\bar{x}$。均值是数据分布集中趋势的最主要统计量，适用于数值数据，不能用于定类和定序数据。

对原始数据x_1，$x_2 \cdots x_n$，均值的计算公式：

$$\bar{x} = \frac{x_1 + x_2 + \cdots + x_n}{n} = \frac{1}{n}\sum_{i=1}^{n} x_i$$

均值的 Excel 中函数为 =Average（数据范围）

对分组整理的数据，设各组的组中值和频数分别为m_1，$m_2 \cdots m_k$，和f_1，$f_2 \cdots f_k$均值的计算公式：

$$\bar{x} \approx \frac{m_1 f_1 + m_2 f_2 + \ldots + m_k f_k}{f_1 + f_2 + \ldots + f_k} \approx \frac{1}{n}\sum_{i=1}^{k} m_i f_i$$

（2）中位数　是数据排序后处于中间位置的值，记为M_e中位数可用于定序数据和数值数据，不能用于定类数据。

设一组数据为x_1，$x_2 \cdots x_n$，按从小到大顺序排列后记为$x_{(1)}$，$x_{(2)} \cdots x_{(n)}$，则中位数为

$$M_e = \begin{cases} x_{\left(\frac{n+1}{2}\right)}, & \text{当}n\text{为奇数} \\ \frac{1}{2}(x_{\left(\frac{n}{2}\right)} + x_{\left(\frac{n}{2}+1\right)}), & \text{当}n\text{为偶数} \end{cases}$$

即中位数的位置=（$n+1$）/2。中位数是典型的位置平均数，不受极端值的影响。

中位数的 Excel 中函数为 =MEDIAN（数据区域）。

（3）众数　是数据中出现次数最多的观察值，用M_o表示。主要用于描述定性数据集中

13

趋势，对于定量数据，有时可能有多个众数或没有众数，意义不大。对于分组且等距的频数分布，一般只求众数所在组，即频数最大的组。众数的特点是易理解，不受数据极端值的影响。但其灵敏度、计算功能和稳定性差。

众数的 Excel 中的函数为=MODE（数据区域）。

2.手工算

（1）求案例 1.1–2 中的原始数据的均值

$$\bar{x} = \frac{1}{60}\sum_{i=1}^{i=60} x_i = 77.23$$

（2）表 1.3–1 为已分组的资料，算均值

表 1.3–1　已分组成绩数据

分组	组中值（m_i）	频数（f_i）
40~50	45	1
50~60	55	4
60~70	65	12
70~80	75	17
80~90	85	17
90~100	95	9

$$\bar{x} = \frac{1}{60}\sum_{i=1}^{i=60} m_i \times f_i = 77$$

$$\bar{x} = \sum_{i=1}^{i=60} m_i \times f_i / 60 = 77，$$ "$f_i / 60$" 是各组的频率。

二、数据分布离散程度的描述

常用统计量主要有：极差、方差、标准差、标准误、变异系数等。

（1）极差　又称全距，是一组数据的最大值与最小值之差，用 R 来表示，即极差：

R=最大值–最小值。极差的特点是简单易算，但只利用了数据的两个极端值信息，不能反映中间数据的离散性。

在 Excel 中的函数为=Max（数据区域）– Min（数据区域）。

（2）方差　是各数据观测值与均值间离差的平方和的平均，是关于定量数据离散程度的最重要的统计量。

设样本数据为 x_1，$x_2 \cdots x_n$，则其样本方差计算公式为：

$$S^2 = \frac{1}{n-1}\sum_{i=1}^{n}(x_i - \bar{x})^2$$

样本标准差是相应方差的平方根，其计算公式为：

$$S = \sqrt{S^2} = \sqrt{\frac{1}{n-1}\sum_{i=1}^{n}(x_i - \bar{x})^2}$$

对于已分组的频数分布表数据，设组数为k，而m_1，$m_2 \cdots m_k$为各组的组中值，f_1，$f_2 \cdots f_k$为各组频数，则其方差S^2和标准差S的计算公式分别为

$$S^2 = \frac{\sum_{i=1}^{k}(m_i - \bar{x})^2 f_i}{\sum_{i=1}^{k}f_i - 1} = \frac{1}{n-1}\sum_{i=1}^{k}(m_i - \bar{x})^2 f_i \ \text{和}\ S = \sqrt{S^2} = \sqrt{\frac{1}{n-1}\sum_{i=1}^{k}(m_i - \bar{x})^2 f_i}$$

方差、标准差都反映了每个数据偏离其均值的平均程度，其中标准差具有与实际观察值相同的量纲，比方差更常用。

方差和标准差在Excel的函数表示：

方差=VAR（数据区域）

标准差=STDEV（数据区域）

可能还用到数学函数：开方=Sqrt（数据区域）或=（数据）^0.5。

（3）变异系数：{XE "样本方差（coefficient of variation）"}是描述数据离散程度的相对指标，是标准差与均值之比，常用百分比表示，其计算公式为：

$$CV = \frac{S}{|\bar{x}|} \times 100\%$$

变异系数是无量纲的相对变异性的统计量，其大小反映了数据偏离其均值的相对偏差。

在比较不同总体，特别是不同量纲的两组数据的离散程度时应用。

在Excel中的函数为=Stdev（数据区域）/Average（数据区域）。（绝对值=ABS（数据））

◆ 任务四：用Excel函数法计算一系列统计量

案例1.1-2：已知某校某专业60名学生统计课成绩，请计算一系列统计量（均值、方差、标准差、中位数、众数）。

操作：打开"**案例1.1-2**"的Excel电子文件，分别用均值=AVERAGE（数据范围）、方差=VAR（数据范围）、标准差=STDEV（数据范围）、中位数=MEDIAN（数据范围）、众数=MODE（数据范围），可求出相应的结果。结果见图1.3-1，操作视频见视频1-5。

视频 1-5 任务四用Excel函数进行统计量计算

15

◆任务五：用Excel的统计描述菜单来计算有关统计量

操作步骤如下。

①"案例1.1–2"的Excel电子文件中把数据按一行或一列放置

②点击：数据菜单—数据分析—统计描述。

③从弹出的对话框中选择"描述统计"。

④在对话框中填好"输入区域""输出选项"，勾上"汇总统计"，然后点击确定。

其中"输入区域"，就是数据区域，分组方式要选择"逐列或逐行"；在首位有标志，就在"标志"处打钩。"输出选项"有三种选择，一般选择"输出区域"，就是在本工作表中的合适位置输出。见图1.3–1。

例1.2–1		90名7岁男童坐高资料，计算均值、方差、标准差、中位数、众数			
坐高					
64.4					
63.2	方法一	均值=	=AVERAGE(A3:A92)	66.5444444444444	
63.2		方差=	=VARA(A3:A92)	4.36564294631711	
69.7		标准差=	=STDEV(A3:A92)	2.08941210542992	
71.1		中位数=	=MEDIAN(A3:A92)	66.65	
69.5		众数=	=MODE(A3:A92)	65	
70					
68					
68.3	方法二	【数据】→	【数据分析】	→【描述统计】	
63.8					
64.6					

图 1.3–1　分别用 Excel 函数和描述统计菜单计算统计量

视频 1–6　任务五用 Excel 数据分析菜单进行统计量计算

◆任务六：用手机WPS的Excel来计算统计量

方法3：用手机WPS的Excel来计算统计量

首先，应在手机端安装WPS，可利用手机的WPS中Excel来计算。这样手机就是我们最方便使用的计算工具。

◆任务七：计算不同量纲的两组数据的离散程度

案例1.3–1：有某高职学院刚入学的男大学生100人，测得其身高的均值为171.5cm，标准差为8.68cm；体重的均值为65.34kg，标准差为5.62kg。

视频 1–7　手机 WPS 进行统计量计算

试比较身高与体重的变异程度。

解：由于身高和体重的量纲不同，故不能直接由标准差比较，而应比较其变异系数。则

视频 1–8　任务七 变异系数的计算

$$CV（身高）=\frac{S}{|\bar{x}|}\times100\%=\frac{8.68}{171.5}\times100\%=5.06\%$$

$$CV（体重）=\frac{S}{|\bar{x}|}\times100\%=\frac{5.62}{65.34}\times100\%=8.60\%$$

可见，该高职学院男生体重的变异较大，或说明身高比体重更稳定。

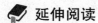 **延伸阅读** -

数据整理

世界就是一个大数据库，谁能打开海量数据并从战略上加以利用，谁就能获胜。如果没有大数据分析，企业就会变得既瞎又聋，像高速公路上的鹿一样游荡在网络上。

数据整理是根据统计研究的任务和要求，对统计调查搜集到的大量原始资料进行审核、分组、汇总，使之条理化、系统化，得出能够反映总体综合特征的统计资料的工作过程；并且，对已经整理过的资料（包括历史资料）进行再加工也属于统计整理。

用于统计分析的数据必须保证真实、准确、有效性。统计人员要做到秉公稽查，廉洁审计。诚信立统、真实铸统、敬业谋统、创新活统。给出真实数据，确保政府决策的科学有据；做扎实工作，诠释统计人生的平凡风雅。德为本，勤为先，求真统计；法为上，民为重，务实调研。弄虚作假必然会受到惩罚的。

【案例】 2021年9月29—30日，某市生态环境保护综合行政执法支队对本市中医院、第三人民医院安装联网的自动监测设备进行执法检查，发现两家医院的自动监测设备比对监测报告均由某检测技术有限责任公司出具，比对监测报告中载明的废水采样时间分别为8月18日、8月27日。经调阅视频监控录像、询问当事人，证实8月18日该检测技术有限责任公司对中医院外排废水采样以后，仅对部分污染因子进行检测分析；8月27日该检测技术有限责任公司采样人员未到第三人民医院开展现场采样，凭空编造检测数据，出具虚假合格的自动监测设备比对监测报告。该机构上述行为，违反该省《环境保护条例》第十二条第二款及第四十条第二款规定，该市生态环境局依据本省《环境保护条例》第五十三条规定，向该机构及其主要负责人下达了《行政处罚决定书》，分别处以罚款21万元、4.48万元。

目标检测

参考答案

一、填空题

1.统计表一般分为_____和_____两类。

2.定性数据整理结果一般用_____和_____统计图来表示。定量数据一般用_____、_____和_____统计图来表示。

3.数据分组和统计图表操作步骤中：点击数据菜单—数据分析—直方图，需要输入区域、接受区域、输出区域。其中接受区域是指_____，先要按次序放好。

4.分别写出下列反映数据集中程度的统计量的Excel函数名字：均值_____，中位数_____，众数_____。（只写出函数的英文名字）

5.分别写出下列反映数据离散程度的统计量的Excel函数名字：方差_____，标准差_____，极差=最大值_____–最小值_____。（只写出函数的英文名字）

6.比较腰围和体重两组数据变异度大小宜采用统计量为_____，它的英文公式是_____。

二、多项选择题

1.反映数据集中程度的统计量有（　　　）

　　A.均值　　　　　　　　　　B.中位数　　　　　　　　　C.方差

　　D.标准差　　　　　　　　　E.众数

2.关于说法正确的是（　　　）

　　A.组中值代表本组的取值　　　　　B.组中值=（组上限+组下限）/2

　　C.组中值是本组出现最多的值　　　D.开口组可取相邻组的组距为本组的组距

3.反映数据离散程度趋势的统计量有（　　　）

　　A.均值　　　　　　　　　　B.方差　　　　　　　　　　C.中位数

　　D.标准差　　　　　　　　　E.众数　　　　　　　　　　F.极差

4.下列哪些是反映数据集中程度的统计量（　　　）

　　A.均值　　　　　　　　　　B.方差　　　　　　　　　　C.中位数

　　D.众数　　　　　　　　　　E.极差　　　　　　　　　　F.标准差

5.下列哪些是定量数据类型（　　　）

　　A.血压　　　　　　　　　　B.身高　　　　　　　　　　C.血型

　　D.成绩等级　　　　　　　　E.治疗效果　　　　　　　　F.成绩分数

G.药片重量

6.下列哪些是定性数据类型（　　　）

A.身高 　　　　　　　　B.脉搏 　　　　　　　　C.血型

D.红细胞计数 　　　　　E.血压 　　　　　　　　F.成绩等级

G.治疗效果

三、操作练习题

1.案例1.1–1受教育程度的人口数据资料进行分组整理和图表展示。

2.案例1.1–2（数据如表1.1–1）某校某专业60名学生统计成绩资料进行分组整理和图表展示。

3.对90名7岁男童坐高资料进行分组整理和图表展示，并计算均值、方差、中位数、众数、标准差统计量。

90名7岁男童坐高（单位：cm）

64.4	63.8	64.5	66.8	66.5	66.3	68.3	67.2	68	67.9
63.2	64.6	64.8	66.2	68	66.7	67.4	68.6	66.8	66.9
63.2	61.1	65	65	66.4	69.1	66.8	66.4	67.5	68.1
69.7	62.5	64.3	66.3	66.6	67.8	65.9	67.9	65.9	69.8
71.1	70.1	64.9	66.1	67.3	66.8	65	65.7	68.4	67.6
69.5	67.5	62.4	62.6	66.5	67.2	64.5	65.7	67	65.1
70	69.6	64.7	65.8	64.2	67.3	65	65	67.2	70.2
68	68.2	63.2	64.6	68	66.7	65.9	66.6	69.2	71.2
68.3	70.8	65.3	64.2	68	66.7	65.6	66.8	67.9	67.6

4.在某药合成过程中，测得的40个转化率数据，进行分组整理和图表展示，并计算均值、中位数、众数、方差、标准差统计量。

在某药合成过程中，测得40个的转化率（%）的数据

94.3	92.8	92.7	92.6	93.3	92.9	91.8	92.4	93.4	92.6
92.2	93	92.9	92.2	92.4	92.2	92.8	92.4	93.9	92
93.5	93.6	93	93	93.4	94.2	92.8	93.2	92.2	91.8
92.5	93.6	93.9	92.4	91.8	93.8	93.6	92.1	92	90.8

5.现有某高校某专业126名学生统计课程的成绩数据，请进行分组整理和图表展示，并计算均值、中位数、众数、方差、标准差统计量。

某高校某专业 126 名学生统计课程的成绩数据

76	42	94	97	72	88	55	96	62	83	99	80	81	77	68	90	67	85	69	76	81
65	61	87	87	93	88	100	89	99	65	61	74	97	62	72	91	49	72	61	73	89
82	98	100	73	51	71	99	68	94	82	85	79	74	55	87	49	85	72	78	97	86
53	71	73	90	88	77	80	86	71	96	85	46	73	66	98	55	98	81	79	84	86
74	86	62	74	79	59	96	97	69	89	86	81	78	84	99	45	95	82	91	67	73
82	98	100	97	93	88	100	97	99	96	99	81	97	84	99	91	98	85	91	97	89

6. 请对 36 名男生的身高数据，进行分组整理和图表展示，并计算均值、中位数、众数、方差、标准差统计量。

36 名男生资料身高

168	176	180	184	167	168	164	167	172
173	177	170	168	177	170	172	173	160
176	163	175	158	161	172	172	172	179
169	178	181	166	178	176	171	172	157

7. 案例 1.2–1，根据统计局数据所得的 2000—2010 年我国人口出生率与死亡率表（如表 1.2–4），制作出生率与死亡率的时间序列图。

8. 在某次实验中，用洋地黄溶液分别注入 10 只家鸽内，直至动物死亡，将致死量折算至原来洋地黄叶粉的重量数据为：97.3、91.3、102、129、92.8、98.4、96.3、99、89.2、90.1。请分别计算它们的均值、方差、标准差、极差。

9. 已知某年某城市居民家庭月人均支出分组数据表，求有关均值、标准差、中位数、众数及制作人均支出条形图。

按月人均支出 分组（元）	家庭户数占总户数的百分比 （%）	各组的中位数	均值	标准差	众数
200 以下	1.5				
200~	18.2				
500~	46.8				
800~	25.3				
1000 以上	8.2				
合计	100				

10. 有某高职学院刚入学的男大学生 100 人，测得其身高的均值为 171.5cm，标准差为 8.68cm；体重的均值为 65.34kg，标准差为 5.62kg。试比较身高与体重的变异程度。

11. 某地 25 岁男子 50 人，测得其身高均值为 172.05cm，标准差为 7.68cm；体重均值为

65.34kg，标准差为5.62kg。试比较身高与体重的变异程度。

12.某药物50份，测得其重量均值为65.34g，标准差为5.62g；含菌群数的均值为10个，标准差为2个。试比较该药物的重量与含菌群数的变异程度。

（陈锦燕）

第二章　概率与分布

学习目标

1. 重点掌握二项分布、正态分布的性质与概率计算。
2. 学会古典概率及计算，概率的加法公式、事件独立性的概念及计算。
3. 技能要求：学会用Excel进行二项分布、正态分布的概率计算。

案例资料

案例2.1-3： 为估计某鱼池中鱼的数量，我们可采用下列方法：首先从该鱼池随机取100条鱼，做上记号后再放入该鱼池中，再从该池中任意取50条鱼，结果发现其中有2条有记号。

问题1：随机发生的事情概率是基本不变的，我们能根据概率的规律来估算鱼池内大约有多少条鱼吗？

案例2.4-3： 设某地区流行某种传染病，人们受感染的概率为20%，在该地区某单位共有30人，现对该单位每人都注射一种据称能预防传染病的疫苗。

问题2：至多有1人被传染的概率是多大？我们能认为该疫苗真的有效吗？

以上案例表明生活中经常要用到概率计算。下面我们就学习如何用概率来度量随机现象的不确定性，并理解许多社会自然现象的概率分布规律，懂得如何用概率统计的方法来计算它们的可能性。

第一节　随机事件及其概率

一、随机事件的表示

为了研究随机现象的统计规律性，我们把各种科学试验或观测等统称为试验。如果试验具有下列特点：①试验可以在相同的条件下重复进行；②每次试验的可能结果不止一个，并且能事先明确试验的所有可能结果；③进行一次试验之前不能确定哪一个结果会出现；称这种试验为随机试验，简称试验。随机试验的每个可能结果，称为基本事件。各种试验结果，简称随机事件。

一些基本事件的表示方法如下。

（1）样本空间，记为 Ω。

（2）基本事件或样本点，记为 ω。

（3）随机事件，简称事件，通常用大写字母 A、B、C 表示。

（4）事件 A 发生：A。

（5）事件 A 不发生：$\overline{A}$。

（6）必然事件，记为 Ω。

（7）不可能事件，记为 $\varnothing$。

这些事件和符号跟数学的集合概念和表示方法一样。

二、事件间的关系运算

1.事件的包含与相等

若事件 A 发生必然导致事件 B 发生，则称事件 B 包含事件 A，或称事件 A 包含于事件 B，记为 $B \supset A$ 或 $A \subset B$（图2.1–1）。

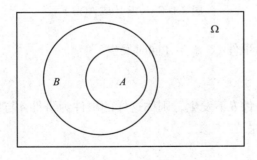

图2.1–1　$A \subset B$

掷一枚骰子，若记 A={3}，B={1，3，5}，则 A⊂B。

2.事件的和（或并）

事件 A 与事件 B 中至少有一个发生的事件，称为事件 A 与事件 B 的和（或并），记为 $A+B$（或 $A \cup B$）（如图2.1–2中阴影部分所示）。

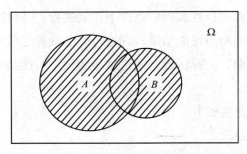

图 2.1-2　*A+B*（或 *A*U*B*）

$$A_1 + A_2 + \cdots + A_n = \sum_{i=1}^{n} A_i \text{表示事件}A_1\text{、}A_2\cdots A_n\text{至少有一个发生。}$$

3. 事件的积（或交）

事件*A*与事件*B*同时发生的事件，称为事件*A*与事件*B*的积（或交），记为 *AB*（或 *A*∩*B*），如图2.1-3中阴影部分所示。

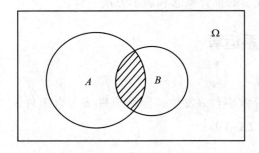

图 2.1-3　AB （或 A∩B）

$$A_1 A_2 \cdots A_n = \prod_{i=1}^{n} A_i \text{表示事件}A_1\text{、}A_2 \cdots A_n\text{同时发生。}$$

4. 事件的差

如果事件*A*发生而事件*B*不发生，则称这样的事件为事件*A*与事件 *B*的差，记为*A*–*B*，如图2.1-4中阴影部分所示。

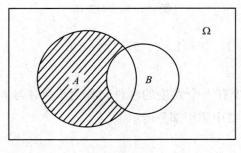

图 2.1-4　A–B

5.互不相容事件

若 $AB=\phi$，则称事件 A 与 B 是互不相容或互斥的，即事件 A 与事件 B 不能同时发生，如图2.1-5所示。

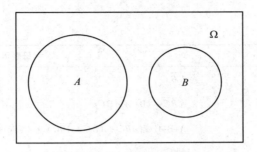

图2.1-5　A 与 B 互不相容

6.对立事件

称"事件 A 不发生"的事件为 A 的对立事件（或逆事件），记为 $\overline{A}$，它由样本空间中所有不属于 A 的基本事件所构成，如图2.1-6中阴影部分所示。

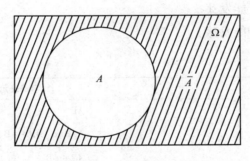

图2.1-6　A 的对立事件 $\overline{A}$

7.事件的运算律

（1）交换律：$A+B=B+A$；$AB=BA$。

（2）结合律：$(A+B)+C=A+(B+C)$；$(AB)C=A(BC)$。

（3）分配律：$(A+B)C=AC+BC$；$A+(BC)=(A+B)(A+C)$。

（4）差积转换律：$A-B=A\overline{B}=A-AB$

（5）德·摩根（De Morgan）对偶律：$\overline{A+B}=\overline{A}\,\overline{B}$　$\overline{AB}=\overline{A}+\overline{B}$

案例2.1-1：某种新药依次用于三名患者的疾病治疗，A、B、C分别表示第一人、第二人、第三人服用该药治疗有效，试用A、B、C三个事件表示下列事件：

（1）只有第一人有效；

（2）只有一人有效；

（3）至少有一人有效；

（4）三人都有效；

（5）三人都无效。

案例2.1-1解答

事件	字母表示
（1）只有第一人有效	$A\bar{B}\bar{C}$
（2）只有一人有效	$A\bar{B}\bar{C}+\bar{A}B\bar{C}+\bar{A}\bar{B}C$
（3）至少有一人有效	A+B+C 或$(A\bar{B}\bar{C}+\bar{A}B\bar{C}+\bar{A}\bar{B}C)+(AB\bar{C}+\bar{A}BC+A\bar{B}C)+ABC$
（4）三人都有效	ABC
（5）三人都无效	$\overline{ABC}=\overline{A+B+C}$

案例2.1-2：有甲乙两种子，发芽率分别为0.8和0.7，在两批种子中各任意抽取一粒，试用A、B两个事件表示下列事件。

（1）两粒种子都能发芽；

（2）至少有一粒种子能发芽；

（3）恰好有一粒种子能发芽。

案例2.1-2解答

事件	字母表示
（1）两粒种子都能发芽	AB
（2）至少有一粒种子能发芽	A+B 或$(A\bar{B}+\bar{A}B)+AB$
（3）恰好有一粒种子能发芽	$A\bar{B}+\bar{A}B$

三、事件的概率及运算法则

定义2.1-1 事件A发生的概率是事件A在试验中出现的可能性大小的数值度量，用$P(A)$表示。基于对概率的不同情形的应用和不同解释，概率的定义有所不同，主要有：统计概率、古典概率、主观概率等。

1.统计概率

拉普拉斯在18世纪末对欧洲几个国家人口进行研究，发现这些国家的男婴出生率都稳定地接近22/43=0.512。历史上许多人做过掷硬币试验观察其正面向上频率结果：

表 2.1-1　掷硬币试验正面向上的频率

试验者	投掷硬币次数 n	正面向上次数 m_A	正面向上频率 $\dfrac{m_A}{n}$
De Morgan	2048	1061	0.5181
Buffon	4040	2048	0.5069
K.Pearson	12000	6019	0.5016
K.Pearson	24000	12012	0.5005

定义 2.1-2　在相同的条件下重复进行 n 次试验，当 n 很大时，事件 A 出现的频率 $f_n(A) = \dfrac{m_A}{n}$ 将稳定地在某一常数值 p 附近波动，且一般当 n 越大时，波动幅度越小，逐渐趋于稳定。则称该频率的稳定值 p 为事件 A 发生的统计概率，即 $P(A) = p$。

实际应用中，利用该定义，即可将试验次数充分大时，事件 A 出现的频率值 $\dfrac{m}{n}$ 作为事件的概率的近似值，即 $P(A) \approx \dfrac{m}{n}$。

2. 古典概率

定义 2.1-3　设随机试验具有如下两个特征：

（1）样本空间所含的基本事件只有有限个；

（2）每一个基本事件发生的可能性相等。

则称试验所对应的概率模型为古典概型或有限等可能概型。

古典概率的计算：对于给定的古典概型，若样本空间中基本事件总数为 n，而事件 A 包含其中的 m 个基本事件，则称比值 $\dfrac{m}{n}$ 为事件 A 的古典概率，记为 $P(A)$，即 $P(A) = \dfrac{m}{n}$。

实际求解古典概率问题时，往往需要用排列组合知识。

3. 主观概率

定义 2.1-4　人们根据自己的经验和所掌握的多方面信息，对事件发生的可能性大小加以主观的估计，由此确定的概率称为主观概率。

例如天气预报说，今天会下雨的概率为 0.9，是因为天气预报的专家根据各方面的观察数据和他的经验，预报出来的结果。又如，一位外科医生认为下一个外科手术成功的概率是 0.9，这是他根据多年的手术经验和该手术的难易程度加以综合估计的结果，是主观概率。

案例 2.1-3： 为估计某鱼池中鱼的数量，我们可采用下列方法：首先从该鱼池随机中取 100 条鱼，做上记号后再放入该鱼池中。再从该池中任意提来 50 条鱼，结果发现其中有 2 条有记号。

问题：如何由此来估算鱼池内大约有多少条鱼？

解：随机事件的概率是稳定性的，即每次事件频率的大致相等的。设池内大约有 n 条鱼，根据统计概率的定义，从池中提到有记号鱼的概率是 $\dfrac{100}{n}$ 稳定的，应该近似于提到有

记号的鱼的频率为$\frac{2}{50}$即：$\frac{100}{n}=\frac{2}{50}$

由此就可以求得：$n=2500$

故：池中大约有2500条鱼。

案例2.1-4： 同时掷两枚硬币，求硬币下落后恰有一枚正面向上的概率。

解：设A表示恰有一个正面向上的事件。掷两枚硬币随机下落的等可能事件有4个，即（正，正）（正，反）（反，正）（反，反）。即

$$P（A）=\frac{m}{n}=\frac{2}{4}=\frac{1}{2}$$

案例2.1-5： 一袋中有10个大小和材质均相同的球，其中有6个白球，4个红球。现从中任取3球，求：

（1）3球都是白球的概率是多少？

（2）3球中至少有一个白球的概率是多少？

解：10个球任取3个的基本事件总数 $C_{10}^3=\frac{10\times9\times8}{3\times2\times1}=120$

（1）设10个球中任抽3个，都是白球（设为事件A）。则 $m_A=C_6^3=\frac{6\times5\times4}{3\times2\times1}=20$，即

$$P（A）=\frac{20}{120}=\frac{1}{60}$$

（2）至少一个是白球（设为事件B）。B={1个白球+2个白球+3个白球}。

则 $m_B=C_6^1\times C_4^2+C_6^2\times C_4^1+C_6^3\times C_4^0=6\times\frac{4\times3}{2\times1}+\frac{6\times5}{2\times1}\times\frac{4}{1}+\frac{6\times5\times4}{3\times2\times1}\times1=116$

$$P（B）=\frac{116}{120}=0.967$$

四、概率公理化定义

公理2-1（非负性）对任一事件A，有 $0\leqslant P（A）\leqslant1$。

公理2-2（逆事件的概率）对任一事件A，它的反面就是A的逆事件，表示为$\overline{A}$。它们的概率有：$P（A）=1-P（\overline{A}）$。

公理2-3（规范性）必然事件Ω的概率为1，不可能事件ø的概率为0，即：

$$P（\Omega）=1，P（ø）=0$$

公理2-4（一般加法公式）对于任意两个事件A、B，求至少一个发生的概率：

$$P（A+B）=P（A）+P（B）-P（AB）$$

公理2-4的推广：该性质可以推广到三个事件的情形：对于任意三个事件A、B、C，有：

$$P（A+B+C）=P（A）+P（B）+P（C）-P（AB）-P（AC）-P（BC）+P（ABC）$$

公理2-5（可列可加性）如果事件A与B互不相容，即AB=∅，则有

$$P（A+B）=P（A）+P（B）$$

定义2.1-5：事件A与B是两个随机事件，如果它们的发生互不影响，则称事件A与B的相互独立的，简称独立。

公理2-6：若事件A与B的相互独立的，则有 $P（AB）=P（A）P（B）$。

若A与B相互独立，则A与$\overline{B}$，$\overline{A}$与B，$\overline{A}$与$\overline{B}$也相互独立。

上述公式可以推广到多个事件的情形。即对于相互独立的事件A_1，$A_2\cdots A_n$，有

$$P（A_1A_2\cdots A_n）=P（A_1）P（A_2）\cdots P（A_n）$$

有些事件之间是不相互独立的，如：不放回的抽取，第一次抽取完了，就影响下次抽取的概率。但在做试验时，如果事件之间影响不大，或者可以尽量减少相互影响，我们可以认为事件之间相互独立。

案例2.1-6：已知$P（A）=0.4$，$P（A+B）=0.7$，试分别就下列情形求$P（B）$的值。

（1）A与B互不相容时；

（2）$A\subset B$时；

（3）已知$P（AB）=0.2$时。

解：由题设知$P（A）=0.4$，$P（A+B）=0.7$。则：

（1）因A与B互不相容，即AB=ϕ，则有

$P（A+B）=P（A）+P（B）-P（AB）$，

$P（A+B）=P（A）+P（B）$

故$P（B）=P（A+B）-P（A）=0.7-0.4=0.3$。

（2）因$A\subset B$，则B=A+B，故$P（B）=P（A+B）=0.7$。

（3）已知$P（AB）=0.2$，则由一般加法公式得：

$P（A+B）=P（A）+P（B）-P（AB）$

$P（B）=P（A+B）-P（A）+P（AB）$

$=0.7-0.4+0.2$

$=0.5$

案例2.1-7：有甲乙两种子，发芽率分别为0.8和0.7，在两批种子中各任意抽取一粒，求下列事件的概率。

（1）两粒种子都能发芽；

（2）至少有一粒种子能发芽；

（3）恰好有一粒种子能发芽。

解：令A={甲种子能发芽}，B={乙种子能发芽}，则由题意知，A、B相互独立，且$P（A）=0.8$，$P（B）=0.7$

（1）两粒种子都能发芽；

$$P(AB)=P(A)P(B)=0.8 \times 0.7=0.56;$$

（2）至少有一粒种子能发芽；

$$P(A+B)=1-P(\overline{A+B})=1-P(\overline{A}\overline{B})=1-P(\overline{A})P(\overline{B})$$
$$=1-0.2 \times 0.3=0.94;$$
$$或 P(A+B)=P(A)+P(B)-P(AB)$$
$$=0.8+0.7-0.56$$
$$=0.94。$$

（3）恰好有一粒种子能发芽。

$$P(A\overline{B}+\overline{A}B)=P(A)P(\overline{B})+P(\overline{A})P(B)$$
$$=0.8 \times 0.3+0.2 \times 0.7$$
$$=0.38。$$

案例 2.1-8：甲、乙两名射手同时向一个目标进行射击，甲命中率为 0.7，乙命中率为 0.6。求下列事件的概率。

（1）甲、乙两人都击中目标；

（2）甲、乙两人中至少一人击中目标。

解：设事件 A={甲击中目标}，事件 B={乙击中目标}，则有 $P(A)=0.7$，$P(B)=0.6$ 显然，事件 A 和事件 B 是相互独立的，由此得

（1）甲、乙两人都击中目标的概率

$$P(AB)=P(A)P(B)=0.7 \times 0.6=0.42$$

（2）甲、乙两人中至少一人击中目标的概率

$$P(A+B)=P(A)+P(B)-P(AB)$$
$$=0.7+0.6-0.42$$
$$=0.88。$$

案例 2.1-9：某种彩票每周开奖一次，每次中大奖的可能性是十万分之一，若你每周买一张彩票，尽管你坚持了十年（每年 52 周），但是从未中过大奖。

问题：买彩票十年从未中过大奖，该现象是否正常？

解：该现象是否正常，可通过计算十年来从未中过大奖的概率来分析。

每周买一张彩票买了十年，每年 52 周，则共买了 520 张，设 A_i={第 i 次买彩票中大奖}，$i=1, 2 \cdots 520$。$\overline{A}_i$={第 i 次买彩票不中大奖}

由题意有：$P(A_i)=\dfrac{1}{100000}=10^{-5}$

$$P(\overline{A}_1)=1-P(A_i)=0.99999$$

买彩票十年从未中过大奖的概率：

$$P(\overline{A_1}\,\overline{A_2}\,\overline{A_3}...\overline{A_{10}}) = P(\overline{A_1}) \cdot P(\overline{A_2}) \cdots P(\overline{A_{10}}) = 0.99999^{520} \approx 0.9948$$

该概率依然很大，说明你十年从未中过大奖的可能性很大，该现象的出现是很正常的。

第二节 随机变量及其概率分布

一、随机变量

定义2.2-1 对于随机试验，若其试验结果可用一个取值带有随机性的变量来表示，且变量取这些值的概率是确定的，则称这种变量为**随机变量**，常用大写的X、Y等表示。引进随机变量后，随机事件就可用随机变量的取值来表示。

例如，我们在讨论"抛掷硬币试验"中，如果用变量X来表示抛掷出的正反面，可以用$\{X=0\}$表示正面向上；用$\{X=1\}$表示反面向上。随机变量X具有随机性和统计规律性。

定义2.2-2 随机变量X的所有可能取值和它取这些值的概率称为X的概率分布。

二、离散型随机变量及其分布

定义2.2-3：如果随机变量X的取值仅为有限个或可列无穷多个数值，即可以——列举出来，则称X是离散型随机变量。

定义2.2-4 设离散型随机变量x的所有可能取值为x_1，$x_2\cdots x_k\cdots$及取这些值的概率分别为p_1，$p_2\cdots p_k\cdots$，$k=1$，$2\cdots$称为离散型随机变量x的概率分布律。

离散型随机变量概率分布律的表示法：

（1）公式表示 $P\{X=x_k\}=P_k$，$k=1$，$2\cdots$

（2）列表表示

X	x_1	x_2	$\cdots$	x_k	$\cdots$
P	p_1	p_2	$\cdots$	p_k	$\cdots$

离散型随机变量概率分布律的基本性质如下。

（1）$0 \leq p_k \leq 1$，$k=1$，$2\cdots$

（2）$\sum\limits_{k=1}^{+\infty} p_k = 1$。

反之，凡满足上述两个性质的数列$\{p_k\}$必为某个离散型随机变量对应取值的概率分布。

案例2.2-1：投掷一枚骰子，设X表示出现的点数，则X是一个离散型随机变量，试求其概率分布律。

解：易知，X的取值为1，2，…6，相应概率均为1/6，则X的概率分布律为：

（1）公式表示：$P(X=k)=\dfrac{1}{6}$，$k=1$，$2\cdots6$。

（2）列表表示：

X	1	2	3	4	5	6
P	$\dfrac{1}{6}$	$\dfrac{1}{6}$	$\dfrac{1}{6}$	$\dfrac{1}{6}$	$\dfrac{1}{6}$	$\dfrac{1}{6}$

案例2.2-2：一批药品共10件，其中有两件不合格，现在接连进行不放回抽样，每次抽一件，直到抽到合格药品为止。求抽取次数的概率分布。

解：设X表示抽取到合格品的次数，由于是不放回抽取，所以X可能值为1，2，3（只有两件不合格品）。

（1）则事件（$X=k$），$k=1$的概率为：

$$n=10 \qquad m=C_8^1=8$$

$$P(x=1)=\frac{C_8^1}{10}=\frac{4}{5}$$

（2）则事件（$X=k$），$k=2$的概率为：

$$n=10\times9 \qquad m=C_2^1C_8^1=16$$

$$P(x=2)=\frac{C_2^1}{10}\frac{C_8^1}{9}=\frac{8}{45}$$

（3）则事件（$X=k$），$k=3$的概率为：

$$n=10\times9\times8 \qquad m=C_2^1C_1^1C_8^1$$

$$P(x=3)=\frac{C_2^1}{10}\frac{C_1^1}{9}\frac{C_8^1}{8}=\frac{1}{45}$$

所以随机变量X的概率分布为

X	1	2	3
P	4/5	8/45	1/45

案例2.2-3：设随机变量X的概率分布律如下表所示

X	−1	1	2
P	0.3	0.6	C

试求：（1）常数 C；

（2）$P\{X>1.5\}$；$P\{1<X\leqslant 2\}$；$P\{1\leqslant X\leqslant 2\}$。

解：（1）因为 P（Ω）=1，就是 $0.3+0.6+C=1$

所以 C=0.1。

（2）P$\{X>1.5\}$=P$\{X=2\}$=0.1

P$\{1<X\leqslant 2\}$=P$\{X=2\}$=0.1

P$\{1\leqslant X\leqslant 2\}$=P$\{X=1\}$+P$\{X=2\}$=0.6+0.1=0.7

三、连续型随机变量及其分布

定义 2.2-5 对于连续型随机变量 x，如果存在一个非负可积函数 $f(x)$，使得对任意实数 a、b（$a<b$）都有 $P\{a<X\leqslant b\}=\int_a^b f(x)\,dx$。则称 X 为连续型随机变量，$f(x)$ 称为 X 的概率密度函数，简称密度。相应地，其分布函数为

$$F(x)=P\{X\leqslant x\}=\int_{-\infty}^x f(t)\,dt$$

1.几何意义 概率 $F(x)=P\{X\leqslant x\}=\int_{-\infty}^x f(t)\,dt$ 就是区间（$-\infty, X$）上密度 $f(x)$ 曲线下的曲边梯形的面积（如图 2.2-1 所示的阴影面积）。

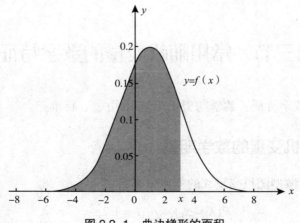

图 2.2-1 曲边梯形的面积

密度函数 $f(x)$ 有下列基本性质如下。

（1）对任意实数 x，$f(x)\geqslant 0$。

（2）$\int_{-\infty}^{+\infty} f(x)\,dx=1$。

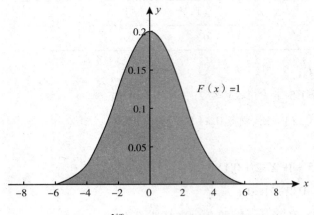

图 2.2-2 $\int_{-\infty}^{+\infty} f(x)dx$ 所示的图形面积为 1

这两条性质表明曲线 $y=f(x)$ 位于 x 轴上方，且与 x 轴之间所夹区域的面积为 1（图 2.2-2）。

反之，可以证明，若可积函数 $f(x)$ 具有上述两条性质，则它必为某个随机变量的密度。

2.连续型随机变量 X 的分布函数 $F(x)$ 和密度 $f(x)$ 还具有下性质

（1）分布函数 $F(x)$ 为连续函数，且 $0 \leqslant F(x) \leqslant 1$。

（2）$P\{a < X \leqslant b\} = \int_a^b f(x)\,dx = F(b) - F(a)$。

（3）X 的密度是其分布函数的导数，即 $f(x) = F'(x)$。

（4）对任意确定的实数点 a，$P(x=a) = 0$。

第三节　常用随机变量的数字特征

随机变量的常用数字特征：数学期望（均值）、方差、标准差。

一、离散型随机变量的数学期望

定义 2.3-1　设离散型随机变量 X 的概率分布为

$$P\{X = x_k\} = p_k, k = 1, 2, \cdots$$

且级数 $\sum\limits_{k=1}^{+\infty} |x_k| p_k$ 收敛，则称级数 $\sum\limits_{k=1}^{\infty} x_k p_k$ 为离散型随机变量 X 的数学期望，记为 $E(X)$，

$$E(X) = \sum_{k=1}^{\infty} x_k p_k。$$

数学期望是随机变量取值关于其概率的加权平均值，它反映了随机变量X取值的真正"平均"，故也称为均值。

案例2.3-1：现发行彩票10万张，每张1元。奖金设置如下表所示，试计算每张彩票的平均获奖金额。

表2.3-1　奖金等级设置与概率

获奖等级	一等奖	二等奖	三等奖	四等奖	五等奖	无奖
奖金（元）	10000	5000	1000	100	10	0
个数	1	2	10	100	1000	98887
概率	$1/10^5$	$2/10^5$	$10/10^5$	$100/10^5$	$1000/10^5$	$98887/10^5$

解：设获奖金额为随机变量X，即要计算X的均值：

$$E(X) = \sum_{k=1}^{6} x_k p_k$$

$$= 10000 \times \frac{1}{10^5} + 5000 \times \frac{2}{10^5} + 1000 \times \frac{10}{10^5} + 100 \times \frac{100}{10^5} + 10 \times \frac{1000}{10^5} + 0 \times \frac{98887}{10^5}$$

$$= 0.5$$

故：平均获奖金额是0.5元。

案例2.3-2：现有甲、乙两种药物对每8人一组的患者进行治疗，假定被治疗对象的病情等基本状况大致相同，以X、Y分别表示这两种药物治疗的有效例数，根据临床治疗资料所得X、Y概率分布表如下，试比较这两种药物的治疗效果。

表2.3-2　X概率分布表

X	0	1	2	3	4	5	6	7	8
P	0.01	0.02	0.04	0.07	0.11	0.18	0.25	0.21	0.11

表2.3-3　Y概率分布表

Y	0	1	2	3	4	5	6	7	8
P	0.05	0.08	0.09	0.14	0.23	0.19	0.12	0.07	0.03

解：$E(X) = \sum_{k=1}^{9} x_k P_k = 0 \times 0.01 + 1 \times 0.02 + 2 \times 0.04 + 3 \times 0.07 + 4 \times 0.11 + 5 \times 0.18 + 6 \times 0.25 + 7 \times 0.21$

$+ 8 \times 0.11 = 5.5$

$E(Y) = \sum_{k=1}^{9} Y_k P_k = 0 \times 0.05 + 1 \times 0.08 + 2 \times 0.09 + 3 \times 0.14 + 4 \times 0.23 + 5 \times 0.19 + 6 \times 0.12 +$

$7 \times 0.07 + 8 \times 0.03 = 4$

因为甲的数学期望比乙的大，所以甲药物的治疗效果更好些。

（二）连续型随机变量的数学期望

定义2.3-2 设连续型随机变量X的概率密度为$f(x)$，且积分$\int_{-\infty}^{+\infty}|x|f(x)dx$收敛，则称积分$\int_{-\infty}^{+\infty}xf(x)dx$为连续型随机变量$X$的数学期望或均值，

记为$E(X)$，$E(X)=\int_{-\infty}^{+\infty}xf(x)dx$。

（三）数学期望的性质

数学期望具有以下重要性质。

（1）设C为常数，则$E(C)=C$

（2）设X是随机变量，C为常数，则$E(CX)=C\times E(X)$

（3）对任意常数a、b，$E(aX+b)=aE(X)+b$

（4）对任意随机变量X、Y，$E(X+Y)=E(X)+E(Y)$

（5）对任意n个随机变量X_1，$X_2\cdots X_n$，

（6）有$E(X_1+X_2+\cdots+X_n)=E(X_1)+E(X_2)+\cdots+E(X_n)$

（7）若X、Y相互独立，则$E(XY)=E(X)\times E(Y)$

解：

X	-2	0	2
P	0.4	0.3	0.3

试求$Y=3X+5$的数学期望$E(Y)$。

解：

X	-2	0	2
Y	-1	5	11
P	0.4	0.3	0.3

法一：

$$E(Y)=(-1)\times0.4+5\times0.3+11\times0.3=4.4$$

法二：

$$E(X)=-2\times0.4+0\times0.3+2\times0.3=-0.2$$
$$E(Y)=E(3X+5)=3\times E(X)+5=3\times(-0.2)+5=4.4$$

二、方差与标准差

1.方差与标准差的定义

定义2.3-2 对随机变量X，若$E[(X-E(X))]^2$存在，则称$E[(X-E(X))]^2$为随机变量X的方差，记为$D(X)$或$Var(X)$。即$D(X)=E[(X-E(X))]^2$

称 $\sigma(X) = \sqrt{D(X)}$ 为 X 的标准差。方差的大小刻画了随机变量 X 的取值偏离其均值的分散程度。方差越大，X 的取值越分散；方差小，则 X 的取值越集中。

2. 方差的重要公式

定理 2.3–2 对任意随机变量 X，有 $D(X) = E(X^2) - [E(X)]^2$。

3. 方差的重要性质

（1）对任意常数 C，$D(C) = 0$。

（2）设 X 是随机变量，C 为常数，则 $D(CX) = C^2 D(X)$。

（3）$D(aX+b) = a^2 D(X)$，（a，b 为常数）。

（4）若随机变量 X 与 Y 相互独立，则 $D(X \pm Y) = D(X) + D(Y)$。

（5）如果随机变量 X_1，X_2，…，X_n 相互独立，则有

$$D(X_1+X_2+\cdots+X_n) = D(X_1) + D(X_2) + \cdots + D(X_n)。$$

案例 2.3–4：某药厂甲、乙两工人在一天中生产的次品数分别是两个随机变量 X、Y，其概率分布如下表（表 2.3–4①、②）所示：

表 2.3–4① X 的概率分布

X	0	1	2	3
P	0.4	0.3	0.2	0.1

表 2.3–4② Y 的概率分布

Y	0	1	2
P	0.3	0.5	0.2

假定两人两人日产量相等，试评价甲、乙两人的技术好坏。

解：问题归结为比较所生产次品数的均值和方差。

由 $E(X) = \sum\limits_{i=1}^{\infty} x_i \cdot p_i$，得

$$E(X) = \sum_{k=1}^{4} x_k P_k = 0 \times 0.4 + 1 \times 0.3 + 2 \times 0.2 + 3 \times 0.1 = 1$$

$$E(Y) = \sum_{k=1}^{3} x_k P_k = 0 \times 0.3 + 1 \times 0.5 + 2 \times 0.2 = 0.9$$

由 $D(X) = \sum\limits_{i=1}^{\infty} \left[x_i - E(x) \right]^2 \cdot p_i$，得

$$D(X) = (0-1)^2 \times 0.4 + (1-1)^2 \times 0.3 + (2-1)^2 \times 0.2 + (3-1)^2 \times 0.1 = 1$$

$$D(Y) = (0-0.9)^2 \times 0.3 + (1-0.9)^2 \times 0.5 + (2-0.9)^2 \times 0.2 = 0.49$$

结果说明：甲平均每天的次品数高，且稳定性差；乙平均每天的次品数低，且稳定性好。显然，工人乙的技术较好。

第四节　常见随机变量的分布

一、二项分布

若随机试验在相同条件下重复进行 n 次，而且各次试验结果互不影响，只关心随机事件A是否发生，即只考虑A和 $\overline{A}$，则称这 n 次试验为 n 重独立试验，也叫 n 重贝努里试验。

它是应用最广泛的概率试验模型之一。例如：多次重复抛掷同一枚硬币，观察正面向上次数；用某种药物对多个同类患者进行治疗，观察各个患者的治疗是否有效；在一批产品中进行有放回抽样，观察抽到的是否为次品等等的概率计算，都用到二项分布模型来处理。

定义2.4-1　二项分布（也叫 n 重贝努里试验），如果每次试验中A事件发生的概率为 p，则 $\overline{A}$ 的概率为 $q=1-p$。设 X 为 n 重贝努里试验中A事件发生的次数，则随机变量 X 的概率分布为：

$$P\{X=k\}=C_n^k P^k q^{n-k}, \quad k=0,\ 1\cdots n$$

以上称为X服从二项分布，记为 $X \sim B(n,\ p)$。这里 n、p 为参数，$q=1-p$，C_n^k 是组合数，其中 $C_n^k P^k q^{n-k}$，恰好是二项式 $(p+q)^k$ 的通项。

二项分布的概率分布列也可以用以下列表的形式表示。

X	0	1	....	k	...	n
P	q^k	$C_n^1 p^1 q^{n-1}$	...	$C_n^k p^k q^{n-k}$	...	p^n

可以利用以上表格中的公式来计算相应的概率。

当 $n=1$ 时，表示只做一次试验，那么只有两种结果，要么事情发生或不发生。可设发生时 $X=0$，不发生 $X=1$，这是 $P(x=K)=p^k q^{1-k}$，$k=0,1$，这也叫0-1分布。

二项分布 $B(n,\ p)$ 的数学期望和方差分别为：$E(X)=np$，$D(X)=npq$。

◆任务一：用公式和查表方法计算二项分布的概率

案例2.4-1： 已知某种药物的治愈率为30%，现有5个患者服用该药物，试求：

（1）恰有1人治愈的概率；

（2）全部没有治愈的概率；

（3）至多有1人治愈的概率；

（4）至少有1人治愈的概率。

解：可以认为每人服用药物都是一次独立试验，只有治愈和没有治愈两种结果，5人服用该药就是做了5次试验。设X表示5人中服用该药物后治愈的人数，显然$X \sim B$（5, 0.3），$p=0.3$，$q=0.7$。X的取值分别为0，1，2，3，4，5。

法一：用公式算概率

（1）$P\{X=1\} = C_5^1 0.3^1 0.7^4 = 0.36015$

（2）$P\{X=0\} = C_5^0 0.3^0 0.7^5 = 0.16807$

（3）$P\{X \leqslant 1\} = P\{X=1\} + P\{X=0\} = 0.52822$

（4）$P\{X \geqslant 1\} = 1 - P\{X=0\} = 0.83193$

法二：用查表法来计算相应的概率

见书后附表1，可以查找$P(X \geqslant k)$累积概率值。这里$P(X \geqslant k)$也叫X至少等于k的累积概率和，它是复合事件，包含了$X=k$、$X=k+1$、$X=k+2 \cdots X=n$的简单事件的概率和。

根据案例2.4-1的问题，先把它们整理成如附表中$P\{X \geqslant k\}$的形式，再查附表1（$n=5$，$p=0.3$）计算。

（1）$P\{X=1\} = P\{X \geqslant 1\} - P\{X \geqslant 2\} = 0.83193 - 0.47178 = 0.36015$

（2）$P\{X=0\} = 1 - P\{X \geqslant 1\} = 1 - 0.83193 = 0.16807$

（3）$P\{X \leqslant 1\} = 1 - P\{X \geqslant 2\} = 1 - 0.47178 = 0.52822$

（4）$P\{X \geqslant 1\} = 0.83193$

注意：附表1中的数据是有局限的，即n和P只限于取表中的数。

◆ 任务二：用Excel函数来计算二项分布的概率

（1）二项分布$X \sim B(n, p)$的（$X=k$）的概率函数

$P(X=k) = \text{BINOMDIST}(k, n, p, 0)$，其中（$k=0, 1, 2 \cdots n$）

说明：它有四个参数，其中0表示（$X=k$）的概率值。

（2）二项分布$X \sim B(n, p)$的累积概率分布值

$$P(X \leqslant k) = \text{BINOMDIST}(k, n, p, 1)，其中（k=0, 1, 2 \cdots n）$$

说明：它有四个参数，其中1表示（$X \leqslant k$）的累积和的概率值，也可以说X最多（或不超过）为k的累积概率和。

以上在应用时，Excel函数名字前一定要有等号，函数名字的字母大小写都可以，各参数之间用英文逗号隔开。

（1）$P\{X=1\} = \text{BINOMDIST}(1, 5, 0.3, 0) = 0.36015$

（2）$P\{X=0\} = \text{BINOMDIST}(1, 5, 0.3, 0) = 0.16807$

（3）$P\{X \leqslant 1\} = P\{X=1\} + P\{X=0\} = 0.52822$ 或 $= \text{BINOMDIST}(1, 5, 0.3, 1)$
$= 0.52822$

视频2-1 任务一 查表或公式计算二项分布的概率

视频2-2 任务二 用二项分布Excel函数来计算概率

（4）$P\{X \geq 1\}=1-P\{X=0\}=1-BINOMDIST（0，5，0.3，0）=0.83193$

二、泊松分布

泊松分布可作为描述大量试验中稀疏现象（小概率事件）发生次数的概率分布模型，同时还常用于研究单位时间或空间内某事件发生次数的分布。例如某地区生三胞胎数，某种少见病（如食管癌）的发病数的分布，细菌、红细胞等在单位面积或容积内计数结果的分布，放射性物质在单位时间内放射出的α粒子数，电话总机在单位时间内接到的呼叫数的分布等均服从泊松分布。

其实泊松分布也是二项分布的特殊类型，是当某事件发生的概率比较小，而样本容量又比较大时的特殊二项分布（当$p < 0.2$且$n \geq 30$时），我们也可以用二项分布的概率函数来计算概率。

（1）泊松分布$P（X=k）$的概率函数

$$P（X=k）=POISSONDIST（k，\lambda，0），\text{其中}\lambda=np$$

其中，0表示（$X=k$）的概率值。

（2）泊松分布的累积概率$P（X \leq k）$分布值

$$P（X \leq k）=POISSONDIST（k，\lambda，1），\text{其中}\lambda=np$$

其中，1表示（$X \leq k$）的累积和的概率值（至多为k的概率值）。

（3）泊松分布的数学期望和方差分别为：$E（X）=\lambda$，$D（X）=\lambda$。

◆ **任务三：用Excel函数计算泊松分布的概率**

案例2.4-2：已知某疾病的发生率为0.2%，某单位共有800人，试求该单位患有此病的人数不超过3人的概率。

解：该单位某疾病要么发生，要么不发生，有800人做试验，这是二项分布。这里发病率为0.2%，参加试验的容量为800，比较大，也可以用泊松分布近似计算。设$X=\{$单位患有此病的人数$\}$，显然$X \sim B（800，0.002）$，$p=0.002$，$\lambda=n \times p=1.6$。

法一：用二项分布算概率

不超过3人的概率表示为$P（X \leq 3）=BINOMDIST（3，800，0.002，1）=0.921379758$

法二：用泊松分布算概率

不超过3人的概率表示为$P（X \leq 3）=POISSONDIST（3，1.6，1）=0.921186513$

案例2.4-3：设某地区流行某种传染病，人们受感染的概率为20%，在该地区某单位共有30人，现对该单位每人都注射一种据称能预防传染病的疫苗，注射后至多有1人被传染，试推断该疫苗是否真的较为有效？

解：考察这30人是否被传染的问题，可归结为$n=30$的多重伯努利试验问题。设$X=\{30$

人中被传染的人数}，则$X\sim B$（30，0.2）。

若该疫苗完全无效，则该单位30人仍被传染的概率认为还是0.2，而30人中至多有1人被传染的概率为：P（$x\leq 1$）=BINOMDIST（1，30，0.2，1）=0.01052。

显然按感染率P=0.2来计算，出现至多1人感染的概率0.01052是比较小，概率太小的事件，我们一般认为不会发生的。所以，这就表示在正常情况下，如果该疫苗完全无效，则不大可能发生这种情况，由此就可以认为该疫苗真的有效。

视频2-3 用Excel函数计算泊松分布概率

三、一般正态分布

如果影响某一数量指标有许多随机因素，而每个随机因素都不起主要的作用（作用微小）时，则该数量指标服从正态分布（中心极限定理证明）。许多统计分析方法都是以正态分布理论为基础的，无论是从理论或应用上说。正态分布都是极其重要的。许多医药实际问题中的随机变量，如：人的身高、体重、红细胞数、胆固醇含量等都相当好地服从正态分布。另外，虽然有些变量本身不服从正态分布，但经过适当的变换就可当作正态分布处理。许多重要的分布如二项分布等可用正态分布近似；许多重要分布如t分布、χ^2分布等，可以由正态分布导出。

定义 2.4-2 若随机变量X有概率密度$f(x)=\dfrac{1}{\sqrt{2\pi}\sigma}e^{-\frac{(x-\mu)^2}{2\sigma^2}}$，称$X$服从参数为$\mu$，$\sigma^2$的正态分布，记为X~$N$（$\mu$，$\sigma^2$）。

正态分布的分布函数为：$F(X)=P(X<x)=\dfrac{1}{\sqrt{2\pi}\sigma}\int_{-\infty}^{x}e^{-\frac{(x-\mu)^2}{2\sigma^2}}dt$，（$-\infty<x<+\infty$）。随机变量是连续型的。正态分布的数学期望：$E(X)=\mu$，方差：$D(X)=\sigma^2$。

正态曲线：

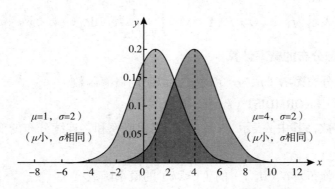

图2.4-1 正态分布不同均值μ的密度曲线比较图

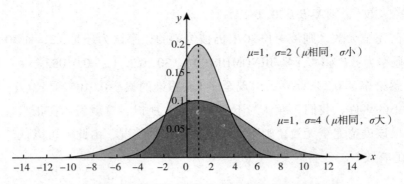

图 2.4–2　正态分布不同标准差 σ 的密度曲线比较图

正态曲线的重要特征如下。

（1）正态曲线为 x 轴上方的"钟形"光滑曲线，关于 $X=\mu$ 对称，其中心位置由均值 μ 确定，并在 $x=\mu$ 达到最大值。如图 2.4–1 所示。

（2）标准差 σ 值决定了曲线的陡缓程度，即 σ 越大曲线越平坦，σ 越小曲线越陡峭。如图 2.4–2 所示。

（3）当 $x \to \pm\infty$ 时，$f(x) \to 0$。当 x 趋于无穷时，曲线以 x 轴为其渐近线，且在 $x=\mu\pm\sigma$ 处有拐点。

（4）正态曲线下的总面积等于 1，即 $\dfrac{1}{\sqrt{2\pi}\sigma}\displaystyle\int_{-\infty}^{+\infty} e^{-\frac{(x-\mu)^2}{2\sigma^2}}\,\mathrm{d}t = 1$。

四、标准正态分布

定义 2.4–3　当一般正态分布的均值 $\mu=0$，标准差 $\sigma=1$ 时，定义为标准正态分布，记为 $X\sim N(0, 1)$。

它的分布函数表示为：$\phi(x) = P(X < x) = \displaystyle\int_{-\infty}^{x} \dfrac{1}{\sqrt{2\pi}} e^{-\frac{t^2}{2}}\,\mathrm{d}t,\ (-\infty < x < +\infty)$。

1. Excel 中正态分布的概率计算

（1）一般正态分布 $X\sim N(\mu, \sigma^2)$ 的（$x \leq k$）的概率函数

$\qquad P(X \leq k) = \text{NORMDIST}(k, \mu, \sigma, 1)$

说明：它有四个参数，其中 1 表示（$x \leq k$）的累积概率和，连续分布的变量没有某点的概率值。

（2）标准正态分布 $x\sim N(0, 1)$ 的（$x \leq k$）的概率函数

$\qquad P(X \leq k) = \text{NORMSDIST}(k)$

说明：它只有一个变量 x。

2.随机变量x取不同范围的概率函数计算表示

（1）$P(X<a)=F(a)$

（2）$F(-a)=1-F(a)$

（3）$P(a<X<b)=F(b)-F(a)$

（4）$P(X>b)=1-F(b)$

（5）$P(|X|<a)=2F(a)-1$

（6）$P(|X|>a)=2-2F(a)$。

注意：

（1）不等式中有没等号都一样，即$P(X\leqslant a)=P(X<a)=F(a)$。

（2）当随机变量X为一般正态分布时，$F(a)=$NORMDIST$(a,\mu,\sigma,1)$；当随机变量X为标准正态分布时，$F(a)=\phi(a)=$NORMSDIST(a)。

◆ 任务四：用Excel函数计算正态分布的概率

案例2.4-4：设$X\sim N(0,1)$，求：

（1）$P\{1<X<2\}$；

（2）$P\{|X|<1\}$；

（3）$P\{X\leqslant-1\}$；

（4）$P\{|X|\geqslant2\}$。

解：这是标准正态分布

（1）$P\{1<X<2\}=\phi(2)-\phi(1)$
$\qquad=$NORMSDIST$(2)-$NORMSDIST(1)
$\qquad=0.977249868-0.841344746=0.135905122$。

（2）$P\{|X|<1\}=P\{-1<x<1\}=\phi(1)-\phi(-1)=2\phi(1)-1$
$\qquad=2$NORMSDIST$(1)-1=0.682689$

（3）$P\{X\leqslant-1\}=$NORMSDIST$(-1)=0.158655254$。

（4）$P\{|X|\geqslant2\}=2-2\phi(2)=2-2\times$NORMSDIST$(2)=0.045500264$。

视频2-4 任务四用Excel函数来计算正态分布的概率

◆ 任务五：用Excel函数计算正态分布的临界值

1.标准正态分布的临界值

定义2.4-3 对于标准正态随机变量X和给定的α（$0<\alpha<1$），称满足

$$P\{X>\mu_\alpha\}=\int_{\mu_\alpha}^{+\infty}\frac{1}{\sqrt{2\pi}}e^{-\frac{x^2}{2}}dx=\alpha$$ 的点μ_α，为标准正态分布的上侧μ_α临界值或μ_α分位数。

从定义上通俗理解就是，给出大于μ_α某个范围的概率，求出对应变量$x=\mu_\alpha$的值。

2. 用 Excel 函数计算正态分布的临界值

（1）标准正态分布的上侧分位数 μ_α 函数为：$\mu_\alpha=\text{NORMSINV}(1-\alpha)$，$\alpha$ 为给定概率值。

（2）一般正态分布的上侧分位数 μ_α 函数为：$\mu_\alpha=\text{NORMINV}(1-\alpha, \mu, \sigma)$。

案例 2.4-5： 某省高考采用标准化计分方法，并认为考生成绩 X 近似服从正态分布 $N(500, 100^2)$。如果该省的本科生录取率为 42.8%，问该省的本科生录取分数线应该划定在多少分以上？

解：设录取分数线应该划定在 μ_α 分以上，则应有 $P\{X > \mu_\alpha\}=0.428$。

方法一：

因为 $X\sim N(\mu, \sigma^2)$，其中 $\mu=500$，$\sigma^2=100^2$，则先用标准正态分布的上侧分位数函数

$\mu_\alpha=\text{NORMSINV}(1-\alpha)=\text{NORMSINV}(1-0.428)=0.181468317$，

然后因为 $\mu_\alpha=\dfrac{x_0-\mu}{\sigma}$，得：$x_0=\mu+u\alpha\times\sigma=500+0.18\times100=518$。

方法二：

一般正态分布的上侧分位数 μ_α 函数为 $\mu_\alpha=\text{NORMINV}(1-\alpha, \mu, \sigma)$
$=\text{NORMINV}(1-0.428, 500, 100)$
$=518.1468317$。

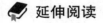

视频 2-5 任务五 用 Excel 函数来计算正态分布的临界值

从而得出该省的本科生录取分数线应该划定在 519 分以上。

📖 **延伸阅读** -

概率事件

社会生活中很多事情的出现是有概率的。如：抽签问题、工厂次品率、十赌九输。避免抱有"一夜暴富"的侥幸心理，树立勤奋、踏实的人生态度，做一名遵纪守法的新时代大学生。我们要学会理性全面地分析问题，在尊重客观数据事实基础上自觉树立唯物史观，培养学生探索未知、追求真理、勇攀科学高峰的责任感和使命感。

核酸检测混检问题

2020 年初，一场突如其来的新型冠状病毒感染席卷了全球，严重影响了我们的生活。在抗疫过程中，受疫情影响的很多城市都先后采取了全员核酸筛查，短时间内要完成大规模的核酸检测，如何提高效率呢？在核酸检测中"混检技术"能极大提高了检测的效率，为防疫工作带来方便。混检中总检测次数是衡量效率的重要指标，由于每个人是否呈阳性带有随机性，需要考察在概率意义下每个人检测次数的均值，从概率的角度即为检测次数的数学期望。充分体现了"科学防治，精准施策"在防疫中的重要作用。激发学生努力学习，要有勇攀科学高峰、科技报国的家国情怀和使命担当。

- -

参考答案

目标检测

一、填空题

1.某种新药依次用于两名患者的疾病治疗，A、B分别表示第一人、第二人服用该药治疗有效，试用A、B两个事件表示下列事件。

（1）只有第一人有效 _____ ；（2）只有一人有效 _____；（3）至少有一人有效 _____；（4）二人都有效 _____；（5）二人都无效 _____。

2.同时掷两枚硬币，求硬币下落后恰有两枚正面向上的概率。

3.一袋中有10个大小和材质均相同的球，其中有2个白球，8个红球。现从中任取2球，

（1）所有可能的组合数为n，$n=$ _____。

（2）2球都是白球的概率（事件A），即求$P(A)=$ _____（取两位小数）。

（3）2球中至少有一白球的概率（事件B），即求$P(B)=$ _____（取两位小数）。

4.设A和B独立，若已知$P(A+B)=0.6$，$P(A)=0.4$，则$P(B)=$ _____。

5.设X，Y相互独立，且$D(X)=6$，$D(Y)=2$，则$D(2X-Y)=$ _____。

6.已知随机变量$X \sim B(n,p)$，且$E(X)=3$，$P=\frac{1}{6}$，则$n=$ _____。

7.设随机变量X的分布列为（保留2位小数）

X	−1	0	1	2
P	0.15	0.10	0.30	0.45

问（1）$E(x)=$ _____；（2）$E(2x+1)=$ _____；

（3）$D(x)=$ _____；（4）$D(3x+1)=$ _____。

二、单项选择题

1.甲乙两人进行射击，A，B分别表示甲、乙射中目标，则$\bar{A}+\bar{B}$表示（ ）

A.两人都没有射中目标   B.两人都射中目标

C.至少有一人未射中目标   D.至少有一人射中目标

2.设事件A与B相互独立，则（ ）

A.A与B不能同时发生   B.A与B一定能同时发生

C.A与$\bar{B}$相互独立   D.$\bar{A}$与$\bar{B}$不独立

3.从分别标有1，2，3，4，5的五张卡片中仅取两张组成一个两位数，则组成偶数的概率是（ ）

A. 2/5   B. 1/2   C. 3/5   D. 4/25

4.甲乙两人独立地向目标射击，射中目标的概率分别为：0.7，0.8。两人中恰好有一人射中目标的概率为（　　　　）

    A. 0.56   B. 0.44   C. 0.38   D. 0.5

三、操作练习题

1.案例2.4–1已知某种药物的治愈率为30%，现有5个患者服用该药物，试求：

（1）恰有1人治愈的概率；

（2）全部没有治愈的概率；

（3）至多有1人治愈的概率；

（4）至少有1人治愈的概率。

2. 据统计服用某药的人中8%有胃肠反应，为考察本批次药的质量，现任取10人服用此药，试求：

（1）10人中有胃肠反应的人数 X 的概率分布列。

（2）有2人有反应的概率。

（3）至少2人有反应的概率。

（4）至多2人有反应的概率。

3. 案例2.4–2已知某疾病的发生率为0.2%，某单位共有800人，试求该单位患有此病的人数不超过3人的概率。

4. 某地胃癌发病率为0.01%，现普查5万人，

（1）没有胃癌患者的概率。

（2）胃癌患者少于5人的概率。

5. 某制药车间有各自独立运行的设备80台，每台设备的故障需一人来维修。每台设备发生故障的概率均为0.01，现考虑由3人共同负责80台设备的维修，出现故障影响工作的概率是多少？

6. 案例2.4–3设 $X{\sim}N(0,1)$，求：（1）$P\{1<X<2\}$；（2）$P\{|X|<1\}$；（3）$P\{X\leqslant-1\}$；（4）$P\{|X|\geqslant2\}$。

7. 案例2.4–4设 $X{\sim}N(-1,16)$，求：（1）$P\{-5<X\leqslant2\}$；（2）$P\{|X+1|\leqslant8\}$。

8. 例2.4–5某省高考采用标准化计分方法，并认为考生成绩 X 近似服从正态分布 $N(500,100^2)$。如果该省的本科生录取率为42.8%，问该省的本科生录取分数线应该划定在多少分以上？

9. 已知某种药片的片重 X 服从正态分布 $N(\mu,\sigma^2)$，其中 $\mu=150$（mg）。若已知 $\sigma=5$，试求药片片重 X 在140~155之间的概率；

10. 计算下列正态分布的概率

（1）设 $X \sim N(0, 1^2)$，用函数计算概率 $P\{1 \leqslant X < 2\}$。

（2）设 $X \sim N(5, 2^2)$，用函数计算概率 $P\{4 \leqslant X < 7\}$。

（3）设 $X \sim N(0, 1^2)$，用函数计算 $P\{|X| > 1\}$ 和 $P\{X < 2\}$ 的概率。

11. 若公共汽车门的高度是按照保证成年男子与车门顶头的概率在1%以下设计的。如果某地成年男子的身高 $X \sim N(175, 36)$（单位：cm）。则该地公共汽车门的高度为多少？

（陈锦燕）

第三章　抽样分布

学习目标

1.重点掌握样本均值的分布及概率计算。

2.学会总体、样本的基本概念及其统计量的计算方法。

3.技能要求：用 Excel 计算样本均值 $\overline{X}$、χ^2 分布、t 分布、F 分布的概率和临界值。

案例资料

案例3.1-1： 现从某车间生产的葡萄糖中随机抽取9袋，测得糖的质量（kg）为：

0.497、0.508、0.518、0.524、0.494、0.511、0.513、0.519、0.515

问题1：我们很容易算出这个样本的均值、方差等统计量，但这个总体全部的均值、方差等统计量应如何计算呢？

例3.2-1： 从正态总体 $N(1, 4)$ 中抽取容量为16的样本。

问题2：样本均值 $\overline{X}$ 落在区间 $(0, 2)$ 上的概率有多大呢？

以上案例表明，当总体的个体数很多或试验具有破坏性，我们只能从中抽取一部分个体进行调查，以此推断所研究的总体的状况和规律性，即进行样本的部分信息来推断总体的统计规律性。本章要学习总体样本和统计量的基本概念和常用抽样分布规律。

第一节　总体、样本和统计量

一、总体与样本

我们把统计所要研究对象的全体称为总体。总体中的每一个单元称为个体。例如，我们要研究某地12岁男孩的健康状况，总体就是该地区全体12岁男孩，而每一个12岁男孩都是总体中的一个个体。在数理统计中，我们一般是对总体的一个或者几个数量指标进行研究。例如，研究12岁男孩的健康状况，可以研究他们的身高、体重、肺活量等。这些数量指标就是随机变量X，这样对总体的研究实际上就归结为对总体的数量指标X的研究，也就是研究随机变量X的分布函数和数字特征。所以我们通常把这些数量指标称为总体X。而总体X的数字特征即总体的特征指标称为总体的参数。上列案例表明，当总体的个体数很多时，或者总体的范围难以确定时，又或者做药物质量检验时，我们不能把所有药物产品都拿来做试验，我们只能从中抽取一部分个体进行调查，以此来推断所研究的总体的状况和规律，即进行由样本的部分信息来推断总体的统计规律性的统计推断。

本章几个重要的概念如下。

1.总体 统计所要研究对象的全体。组成总体的每个基本单元成为个体。

2.参数 总体X的数字特征即总体的特征指标。

3.样本 从总体X中抽取的部分个体。

4.样本容量 样本中所含的个体数。当$n \geqslant 30$时，称为大样本，否则称为小样本。

二、统计量

定义 3.1-1 设x_1，$x_2 \cdots x_n$，是来自总体X的样本。如果$f(x_1, x_2 \cdots x_n)$是x_1，$x_2 \cdots x_n$的连续函数，而且不含任何未知参数，则称样本函数$f(x_1, x_2 \cdots x_n)$为统计量。

根据定义，统计量完全依赖于样本x_1，x_2，$\cdots$，x_n，不应含有分布的任何未知参数。

1.常用的样本统计量的数学公式

（1）样本均值（mean）：$\bar{x} = \dfrac{1}{n} \sum\limits_{i=1}^{n} x_i$

（2）样本方差（variance）：$S^2 = \dfrac{1}{n-1} \sum\limits_{i=1}^{n} (x_i - \bar{x})^2$

（3）样本标准差（standard deviation）：$S = \sqrt{\dfrac{1}{n-1} \sum\limits_{i=1}^{n} (x_i - \bar{x})^2}$

（4）样本变异系数（coefficient of variation）：$CV = \dfrac{S}{|\bar{x}|} \times 100\%$

（5）样本标准误（standard error）：$S_{\bar{x}} = \dfrac{S}{\sqrt{n}}$

以上统计量分别刻画了样本的集中趋势和离散趋势，并可分别用于估计总体的相应参数。

◆ **任务一：用Excel函数计算样本统计量**

常用的样本统计量的Excel函数如下。

（1）样本均值：$\bar{x} = average(x_1, x_2 \cdots x_n)$

（2）样本方差：$s^2 = var(x_1, x_2 \cdots x_n)$

（3）样本标准差：$s = stdev(x_1, x_2 \cdots x_n)$

（4）样本变异系数 $CV = \dfrac{stdev(x_1, x_2 \cdots x_n)}{abc(\bar{x})} \times 100\%$

（5）样本标准误 $S_x = \dfrac{s}{sqrt(n)}$ 或 $\dfrac{s}{n^{0.5}}$

案例3.1-1： 现从某车间生产的葡萄糖中随机抽取9袋，测得糖的质量（kg）为：0.497、0.508、0.518、0.524、0.494、0.511、0.513、0.519、0.515。试求这个样本的均值、方差、标准差、变异系数、标准误。

解： 法一：数学公式求法（略）

法二：Excel函数法。打开该案例的Excel电子文件，点击单元格，等号开始，输入函数名字，输入数据或数据范围，确定。

法三：用Excel的数据分析法。①在Excel中输入有关数据；②点击单元格，使用"数据"菜单的"数据分析"–在"分析工具"中找到"描述统计"，在对话框中分别输入：输入区域；标志是逐列还是逐行；输出区域；记得勾选"汇总统计"项。如图3.1–1所示。

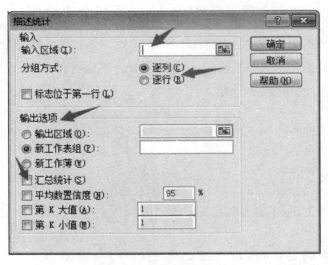

图 3.1–1　描述统计对话框

视频 3–1　用描述统计菜单来计算样本统计量

第二节　抽样分布及概率、临界值计算

◆ 任务二：计算正态分布的样本均值 $\bar{X}$ 落在某范围的概率

定理3.2–1　设总体 $X \sim N(\mu, \sigma^2)$，$X_1, X_2, X_3 \cdots Xn$ 是来自总体 X 的样本，则其样本均值 $\bar{X}$

$$\overline{X} = \frac{1}{n}\sum_{i=1}^{n}X_i \sim N\left(\mu, \frac{\sigma^2}{n}\right)$$

的抽样分布仍为正态分布，且其期望值$E(\overline{X})=\mu$，其方差$D(\overline{X})=\frac{\sigma^2}{n}$。

将样本均值$\overline{X}$标准化后，即有：

$$U = \frac{\overline{X}-\mu}{\sigma/\sqrt{n}} \sim N(0,1)$$

案例3.2-1：从正态总体$N(1，4)$中抽取容量为16的样本。试求样本均值$\overline{X}$落在区间（0，2）上的概率。

解：因为$\mu=1$，$\sigma^2=4$，$\sigma=2$，$\overline{X}\sim N(1, \frac{1}{4})$ $E(\overline{X})=1$，$D(\overline{X})=\frac{\sigma^2}{n}=\frac{1}{4}$。

方法一：

$P(0<\overline{X}<2)=F(2)-F(0)=\text{NORMDIST}(2,1,\frac{1}{2},1)-\text{NORMDIST}(0,1,\frac{1}{2},1)=0.9545$。

方法二：

因为，$U=\frac{\overline{X}-\mu}{\sigma/\sqrt{n}} N(0，1)$

$U_2=\frac{\overline{X}-\mu}{\sigma/\sqrt{n}}=\frac{2-1}{2/\sqrt{16}}=2$，$U_1=\frac{\overline{X}-\mu}{\sigma/\sqrt{n}}=\frac{0-1}{2/\sqrt{16}}=-2$

$P(0<\overline{X}<2)=\phi(2)-\phi(-2)=\text{NORMSDIST}(2)-\text{NORMSDIST}(-2)$
$=0.9545$。

视频3-2 任务二 案例3.2-1 计算正态分布的样本均值$\overline{X}$落在某范围的概率

◆ 任务三：计算大样本的样本均值$\overline{X}$落在某范围的概率

一、中心极限定理

中心极限定理：若总体X的均值μ和方差σ^2有限，则当样本容量n充分大（$n\geqslant30$）时，不管总体服从什么分布，其样本均值$\overline{X}$近似服从均值是μ，方差为$\frac{\sigma^2}{n}$的正态分布，即：

$$\overline{X} = \frac{1}{n}\sum_{i=1}^{n}X_i \overset{\text{近似}}{\sim} N\left(\mu, \frac{\sigma^2}{n}\right)$$

从而标准化后，又有：

$$U = \frac{\overline{X}-\mu}{\sigma/\sqrt{n}} \sim N(0，1)$$

案例3.2-2：从均值$\mu=18$和方差$\sigma^2=16$的总体中随机抽取样本容量为64的样本，试求样本均值$\overline{X}$落在17~19之间的概率。

解：该总体不一定是服从正态分布，但它抽取的样本容量 $n=64$，比较大，可以用"中心极限定理"去做。

$$E(\overline{X})=18, \quad D(\overline{X})=\frac{\sigma^2}{n}=\frac{1}{4}$$

方法一：

$$P(17<\overline{X}<19)=F(19)-F(17)=\text{NORMDIST}(19, 18, \frac{1}{2}, 1)-\text{NORMDIDT}(17, 18, \frac{1}{2}, 1)$$
$$=0.9545$$

方法二：

因为，
$$U=\frac{\overline{X}-\mu}{\sigma/\sqrt{n}}\sim N(0, 1)$$

$$U_2=\frac{\overline{X}-\mu}{\sigma/\sqrt{n}}=\frac{19-18}{4/\sqrt{64}}=2, \quad U_1=\frac{\overline{X}-\mu}{4/\sqrt{64}}=\frac{17-18}{4/\sqrt{64}}=-2$$

$$P(17<\overline{X}<19)=\phi(2)-\phi(-2)=\text{NORMSDIST}(2)-\text{NORMSDIST}(-2)$$
$$=0.9545$$

视频 3-3 任务三 利用中心极限定理求大样本的样本均值概率

二、χ^2、T、F 分布的概率和临界值的计算

χ^2、T、F 是三种特殊分布模型，用在均值、方差的估计和检验计算和统计分析当中。

表 3.2-1 χ^2、T、F 三种特殊分布的概率值和临界值函数

统计内容			
统计分布的概率值和临界值（分位数）计算			
Excel 函数计算	χ^2分布	概率分布值	$P\{\chi^2(n)>x\}=\text{CHIDIST}(x, n)$
		上侧临界值（分位数）	$\chi^2\alpha(n)=\text{CHIINV}(\alpha, n)$
	t分布	概率分布值（双侧）	$P\{|t(n)|>x\}=\text{TDIST}(x, n, 2)$
		双侧临界值（分位数）	$t_{\alpha/2}(n)=\text{TINV}(\alpha, n)$
		概率分布值（上侧）	$P\{t(n)>x\}=\text{TDIST}(x, n, 1)$
	t分布	上侧临界值（分位数）	$t_\alpha(n)=\text{TINV}(2\alpha, n)$
	F分布	概率分布值	$P\{F(n_1, n_2)>x\}=\text{FDIST}(x, n_1, n_2)$
		上侧临界值（分位数）	$F\alpha(n)=\text{FINV}(\alpha, n_1, n_2)$

◆ 任务四：χ^2 分布的概率和临界值的计算

案例 3.2-3： 已知随机变量 $\chi^2\sim\chi^2(10)$，求有关概率和临界值。

1. 求概率 $P\{\chi^2>25\}$ 的值；

2. 求分位数 $\chi^2_{0.05}(10)$；$\chi^2_{0.05}(50)$。

解答：

1. $P\{\chi^2 > 25\} = \text{CHIDIST}（25，10）= 0.053455$

2. $\chi^2_{0.05}（10）= \text{CHIINV}（0.05，10）= 18.30704$

   $\chi^2_{0.05}（50）= \text{CHIINV}（0.05，50）= 67.50480655$

当 $n > 45$ 时，$\chi^2_{0.05}（50）\approx \dfrac{1}{2}（\mu_\alpha + \sqrt{2n-1}）^2$

$$= \frac{1}{2}（1.64 + \sqrt{2\times50-1}）^2$$
$$= 67.163。$$

视频 3-4　任务四 χ^2 的概率和临界值计算

◆ 任务五：T 分布的概率和临界值的计算

案例 3.2-4 已知随机变量 $x\,t(n)$。

1. 试求 $P\{|t(60)| > 2\}$、$P\{t(60) > 2\}$ 的概率。

2. 分位数 $t_{0.05}（8）$、$t_{0.95}（8）$、$t_{0.05}（10）$、$t_{0.05}（50）$、$t_{0.05/2}（8）$。

解答：

1. $P\{|t(60)| > 2\} = \text{TDIST}（2，60，2）= 0.050033$

   $P\{t(60) > 2\} = \text{TDIST}（2，60，1）= 0.025016522$

2. $t_{0.05}（8）= \text{TDIST}（0.05\times2，8）= 1.8595$

   $t_{0.95}（8）= \text{TINV}（0.95\times2，8）= -1.8595$

   或 $t_{0.95}（8）= -t_{0.05}（8）$

   $t_{0.05}（10）= \text{TINV}（0.05\times2，10）= 1.812461123$

   $t_{0.05}（50）= \text{TINV}（0.05\times2，50）= 1.675905025$

   （$\mu_\alpha = \mu_{0.05} = \text{NORMSINV}（1-0.05）= 1.64$），所以当 $n>50$ 时，$t_{0.05}（50）\approx \mu_{0.05}$

   $t_{0.05/2}（8）= \text{TINV}（0.05，8）= 2.306004135$

视频 3-5　任务五 T 分布的概率和临界值计算

◆ 任务六：F 分布的概率和临界值的计算

案例 3.2-5 已知随机变量 $x \sim F（n_1，n_2）$

1. 试求 $P\{F（10，15）> 2\}$ 的概率；

2. 分位数 $F_{0.05}（10，15）$、$F_{0.95}（10，15）$。

解答：

1. $P\{F（10，15）> 2\} = \text{FDIST}（2，10，15）= 0.109140146$

2. $F_{0.05}（10，15）= \text{FINV}（0.05，10，15）= 2.54371855$

   $F_{0.95}（10，15）= \text{FINV}（0.95，10，15）= 0.351491807$

   或 $F_{0.05}（10，15）= F_{1-0.05}（10，15）= \dfrac{1}{F_{0.05}(15,10)}$

视频 3-6　任务六 F 分布的概率和临界值计算

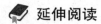

χ^2、t、F三种特殊公布的概率值和临界值也可分别从书后附表5、6、7查到中。

延伸阅读 -

全面调查

第七次全国人口普查是在中国特色社会主义进入新时代开展的重大国情国力调查，全面查清我国人口数量、结构、分布、城乡住房等方面情况，为完善人口发展战略和政策体系，促进人口长期均衡发展，科学制定国民经济和社会发展规划，推动经济高质量发展，开启全面建设社会主义现代化国家新征程，向第二个百年奋斗目标进军，提供科学准确的统计信息支持。

抽样调查

为保证节假日食品安全，以粮油米面和肉制品、饮料、酒类、调味品、坚果、饼干、糖果等为重点类目，以商场、超市、食杂店等为重点区域进行监督抽检，体现保障人民群众节日期间"舌尖上的安全"，坚持人民至上。

- -

目标检测

参考答案

一、填空题

1. 设 x_1, x_2, $x_3 \cdots x_{20}$ 是来自 $N（10，4）$ 的一个简单样本，$\bar{x}$ 是其样本均值，则 $\bar{x}$ 服从_____分布，$E(\bar{x}) =$ _____，$D(\bar{x}) =$ _____。

2. 设总体 $X \sim N（\mu，\sigma^2）$ 其中 μ，σ^2 为已知参数，x_1，$x_2 \cdots x_n$ 为来自总体 X 的一个样本，分别为样本均值和样本方差，且相互独立，则样本均值 $\bar{x} \sim$ _____分布

统计量 $\dfrac{\bar{x} - \mu}{\sigma / \sqrt{n}} \sim$ _____分布，统计量 $\dfrac{\bar{x} - \mu}{s / \sqrt{\pi}} \sim$ _____分布；统计量 $\dfrac{(n-1)s^2}{\sigma^2}$ _____分布。

3. 已知随机变量 $x \sim t（5）$，$\alpha = 0.05$，$P\left(x > 2\right) =$ _____，$P\left(|x| > 2 =\right.$ _____。分位数 $t_{0.05}（10） =$ _____，$t_{0.95}（10） =$ _____，$t_{0.05}（50） =$ _____，$t_{0.05/2}（10） =$ _____。

4. 已知随机变量 $\chi^2 \sim \chi^2（10）$，$P\{\chi^2 > 5\} =$ _____；分位数 $\chi^2_{0.05}（10） =$ _____，$\chi^2_{0.05}（50） =$ _____。

5. 已知随机变量 $x \sim F（n_1，n_2）$，$P\{F（10，15） > 3\}$ 的概率 $=$ _____，分位数 $F_{0.05}（10，15） =$ _____，$F_{0.95}（10，15） =$ _____。

二、操作练习题

1. 案例3.1-1现从某车间生产的葡萄糖中随机抽取9袋，测得糖质量（kg）为：

0.497、0.508、0.518、0.524、0.494、0.511、0.513、0.519、0.515。试求这个样本的均值、方差、标准差、变异系数、标准误。

2. 测得10个大白老鼠的血压为：15.6、16.9、18.8、14.3、14.7、15.2、15.3、17.1、16.9、16.3。试求这个样本的均值、方差、标准差、变异系数、标准误。

3. 例3.2-1从正态总体$N（1，4）$中抽取容量为16的样本。试求样本均值$\overline{\chi}$落在区间$（0，2）$上的概率。

4. 例3.2-2从均值$\mu=18$和方差$\sigma^2=16$的总体中随机抽取样本容量为64的样本，试求样本均值$\overline{X}$落在17~19之间的概率。

5. 例3.2-3根据已知条件，求有关概率和临界值。

6. 例3.2-4已知随机变量$\chi\sim t（n）$，求有关概率和临界值。

7. 例3.2-5已知随机变量$\chi\sim F（n_1，n_2）$，求有关概率和临界值。

8. 用Excel函数求下列分位数（临界值）

（1）$\chi^2_{0.01}（10）$、$\chi^2_{0.95}（16）$；

（2）$t_{0.01}（4）$、$t_{0.99}（10）$、$t_{0.975}（60）$；

（3）$F_{0.99}（10，9）$、$F_{0.10}（28，2）$、$F_{0.05}（10，8）$。

（王媛媛）

第四章　参数估计

 学习目标

1.重点掌握点估计和正态总体参数（均值和方差）的区间估计概念和操作方法。

2.学会二项分布总体率的区间估计方法。

3.技能要求：用Excel计算参数估计值，并进行区间估计计算。

案例资料

案例4.2-1：某车间用一台包装机包装注射液，设包装机包装的注射液的质量服从正态分布，它的σ=0.015。现从某天生产的注射液中随机抽取9袋，测得注射液质量（kg）为：0.497，0.508，0.518，0.524，0.494，0.511，0.513，0.519，0.515。

问题：1.能从抽取的样本数据中估算出这台包装机一天生产的注射液总体的均重值吗？

2.能否以95%的可信度估算出这批注射液均重值的区间范围？

数理统计研究目的在于探索总体的统计规律性。在实际中我们很难知道总体所服从的分布函数，一般知道总体服从的分布类型，但不知道总体分布中的具体参数。我们可以根据样本的信息，构造样本函数，来估计总体中未知的参数。这种运用样本对总体参数的估计，我们称之为参数估计。

1.参数估计是统计推断的基本问题之一，它是根据一组样本观察值，来估计总体分布中的未知参数。

2.估计量：用来估计总体参数的样本统计量。

3.参数估计可分为点估计和区间估计。

第一节 参数点估计

参数的点估计就是对总体的未知参数所做的一个数值点的估计。样本均值 $\overline{X}$ 作为总体均值 μ 的估计量：

$$\hat{\mu} = \overline{X} = \frac{1}{n}\sum_{i=1}^{n} X_i$$

样本方差 S^2 作为总体方差 σ^2 的估计量：

$$\hat{\sigma}^2 = S^2 = \frac{1}{n-1}\sum_{i=1}^{n}(X_i - \overline{X})^2$$

样本标准差 S 作为总体标准差 s 的估计量：

$$\hat{\sigma} = s = \sqrt{\frac{1}{n-1}\sum_{i=1}^{n}(X_i - \overline{X})^2}$$

注：$\hat{\mu}$、$\hat{\sigma}^2$、$\hat{\sigma}$ 是总体估计量。

1. 样本均值 $\overline{X}$ 是总体均值 μ 的无偏、一致性估计量。

2. 样本方差 S^2 是总体方差 σ^2 的无偏、一致性估计量。

估计量的一致性：n 越大，估计量接近待估计参数真值的可能性会越大，估计也就越精确。

要检验某药厂生产的一批药品是否符合质量标准，一般是从这批药品中随机抽取一部分样品进行检验，并根据样品的检验数据对该批药品的质量指标作出统计推断。

◆ **任务一：用数学公式计算来做点估计**

案例4.1–1： 已知某批药品的有效期服从正态分布 $N(\mu, \sigma^2)$，其中 μ 和 σ^2 未知。现从该批药品中随机抽取5个样品进行储存试验，得到有效期分别为（单位：天）

1050	1100	1120	1250	1280

问题：如何由这些样品有效期的值来估计未知参数 μ 和 σ^2 的值？

解法一（公式法）：由药品有效期的实测值计算得：

样本均值 $\overline{X} = \dfrac{1}{n}\sum_{i=1}^{n} X_i = 1160$

样本方差 $S^2 = \dfrac{1}{n-1}\sum_{i=1}^{n}(X_i - \overline{X})^2 = 99.75^2 = 9950.0625$

所以总体均值和方差的点估计值分别为：$\hat{\mu} = 1160$，$\hat{\sigma}^2 = 9950.0625$

视频 4–1 任务一 用数学公式计算来做点估计

◆任务二：电脑的Excel函数或数据分析菜单得出估计值

解法二：用Excel函数（手机或电脑均可）

操作步骤：

1. 在Excel中输入有关数据。

2. 点击单元格，使用"公式"菜单的"插入函数"–找到"AVERAGE或VAR"等相应函数名字。

3. 在括号内输入有关数据或数据区域，确定。

解法三："数据菜单"—"描述统计"得出估计值。

操作步骤：

1. 在Excel中输入有关数据。

2. 点击单元格，使用"数据"菜单的"数据分析"—在"分析工具"中找到"描述统计"；在对话框中分别输入：输入区域；标志是逐列还是逐行；输出区域；记得勾选"汇总统计"项。如图4.1–1所示，确定后就得出相应结果。

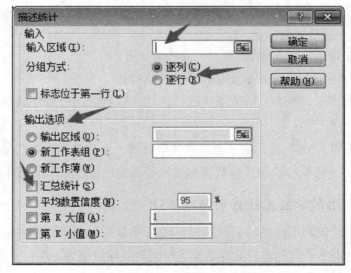

图4.1–1 描述统计对话框

视频4–2 任务二 函数法和菜单数据分析法点估计

第二节 区间估计

定义4.2–1 设 θ 是总体X的一个未知参数，如果对于给定的 α（$0<\alpha<1$），由样本 x_1，$x_2 \cdots x_n$ 确定的两个统计量 $\hat{\theta}_1$ 和 $\hat{\theta}_2$ 满足 $P\{\hat{\theta}_1 < \theta < \hat{\theta}_2\}=1-\alpha$。

则称随机区间 $\hat{\theta}_1$，$\hat{\theta}_2$ 为 θ 的置信度为 $1-\alpha$ 或 $100（1-\alpha）\%$ 的置信区间。

（$\hat{\theta}_1$，$\hat{\theta}_2$）分别称为置信下限和置信上限；α 称为显著性水平，$1-\alpha$ 称为置信度或置信水平。见图4.2-1。

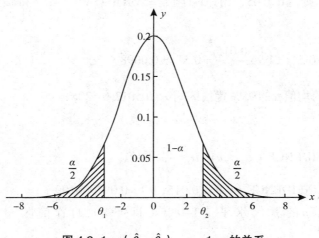

图4.2-1 （$\hat{\theta}_1$，$\hat{\theta}_2$）、α、$1-\alpha$ 的关系

一、正态总体均值的区间估计

（一）方差已知时总体均值的区间估计

◆ 任务三：方差已知时正态总体均值的区间估计

$$(\bar{x} - \mu_{\alpha/2}\frac{\sigma}{\sqrt{n}}, \bar{x} + \mu_{\alpha/2}\frac{\sigma}{\sqrt{n}})$$

可用函数 CONFIDENCE（α，σ，n）$= \mu_{\alpha/2}\dfrac{\sigma}{\sqrt{n}}$ 的值。

所以总体均值 μ 的置信水平为 $1-\alpha$ 的置信区间为：

$\bar{x} -$ CONFIDENCE（α，σ，n），$\bar{x} +$ CONFIDENCE（α，σ，n）

或简单表示为：$\bar{x} \pm$ CONFIDENCE（α，σ，n）。

案例4.2-1：某车间用一台包装机包装注射液，设包装机包装的注射液质量服从正态分布，它的 $\sigma = 0.015$。现从某天生产的注射液中随机抽取9袋，测得注射液质量（kg）为：

0.497，0.508，0.518，0.524，0.494，0.511，0.513，0.519，0.515

试求：（1）注射液重均值的点估计；

（2）注射液重均值的95%的置信区间。

解：（1）注射液重 $x \sim N$（μ，0.0015^2）由数据计算得 $\bar{x} = \dfrac{1}{9}(0.497 + \cdots + 0.515) = 0.511$，

则所求均值 μ 的点估计为：$\hat{\mu} = \bar{x} = 0.511$。

（2）已知σ=0.015，n=9。

方法一：

对于1−α=0.95，则有α=0.05，用Excel函数=NORMSINV（1−α）得临界值：$\mu_{\sigma/2}=\mu_{0.05/2}=\mu_{0.025}=1.96$

则$\bar{x}\pm\mu_{\sigma/2}\dfrac{\sigma}{\sqrt{n}}=0.511\pm1.96\dfrac{0.015}{\sqrt{9}}=0.511\pm0.0098$

故注射液质量的均值μ的95%置信区间为(0.5012,0.5208)。

方法二：

先求函数$CONFIDENCE（\alpha,\sigma,n）=\mu_{\alpha/2}\dfrac{\sigma}{\sqrt{n}}$的值。

如上例题：=CONFIDENCE（0.05，0.015，9）=0.097998199

所以总体均值μ的置信水平为1−0.05（即95%）的置信区间为：=0.511±0.098。

即（0.5012，0.5208）

视频4-3 任务三 方差已知的正态总体均值估计

（二）方差未知时总体均值的区间估计

◆ 任务四：大样本方差未知时正态总体均值的区间估计

$(x-\mu_{\alpha/2}\dfrac{s}{\sqrt{n}},\ \bar{x}+\mu_{a/2}\dfrac{s}{\sqrt{n}})$其中$n\geq30$，$S\approx\sigma$。

案例4.2-2：对某地144名健康男子血清胆固醇进行测定，所得数据的样本均值为$\bar{x}=181.46$，样本标准差为$S=32.82$。试求该地区健康男子血清胆固醇的95%置信区间。

解：已知$\bar{x}=181.46$，$S=32.28$，且$n=144$为大样本情形，

对于1−α=0.95，有α=0.05，用Excel函数=NORMSINV（1−α）得临界值：

$\mu_{\sigma/2}=\mu_{0.05/2}=\mu_{0.025}=$ NORMSINV（0.025）=1.96，

所以该地区健康男子血清胆固醇的95%置信区间为$\left(\bar{x}-\mu_{\alpha/2}\dfrac{s}{\sqrt{n}},\ \bar{x}+\mu_{\alpha/2}\dfrac{s}{\sqrt{n}}\right)$

$\bar{x}\pm\mu_{\sigma/2}\dfrac{s}{\sqrt{n}}=181.46\pm1.96\times\dfrac{32.28}{\sqrt{144}}=181.46\pm5.36$。

所求置信区间为：（176.10,186.82）。

又因为n=144为大样本情形，$S\approx\sigma$，所以可以用：

$$\mu_{\alpha/2}\dfrac{\sigma}{\sqrt{n}}=\mu_{\alpha/2}\dfrac{s}{\sqrt{n}}=CONFIDENCE（\alpha,\ \sigma,\ n）$$
$$=CONFIDENCE（0.05,\ 32.82,\ 144）$$
$$=5.360501498$$

视频4-4 任务四 大样本方差未知时正态总体均值的区间估计

（三）方差未知（小样本）时总体均值的区间估计

◆ 任务五：小样本方差未知时正态总体均值的区间估计

$$\left(\bar{x}-t_{\alpha/2}\frac{s}{\sqrt{n}},\ \bar{x}+t_{\alpha/2}\frac{s}{\sqrt{n}}\right)$$

已知样本个体值的"Excel数据分析"处理方法：

（1）在Excel中输入数据集。

（2）在菜单中点击［数据］→［数据分析］→［描述统计］，如图4.2-2对话框所示。

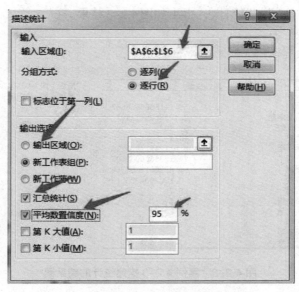

图 4.2-2　描述统计对话框

（3）在如上对话框中填好：输入区域、输出区域，勾选并填写"汇总统计""平均数据置信度"。

在输出的数据表中就给出：平均值和就可得出相应置信度的估计阈值。最后得出估计区间的上下限：平均值±置信度（95%）的估计阈值。

案例4.2-3：设某地区儿童每100ml血液中所含钙量服从正态分布，现随机抽取12名儿童，得其每100ml所含钙量（μg）的实测数据为：

54.8，72.3，53.6，64.7，43.6，58.3，63.0，49.6，66.2，52.5，61.2，69.9

试求该地区儿童每100ml血液中平均含钙量的90%置信区间。

解：方法一：直接计算法。随机抽取12名儿童，是小样本，且总体方差σ不知，

$\alpha=0.1$，总体均值的区间估计可用：$\left(\bar{x}-t_{\alpha/2}\dfrac{s}{\sqrt{n}},\ \bar{x}+t_{\alpha/2}\dfrac{s}{\sqrt{n}}\right)$

已知 $\bar{x} = \dfrac{1}{12}(54.8 + \cdots + 69.9) = 或 = \text{AVERAGE}(54.8 \cdots 69.9) = 59.1417$

$S = \text{STDEV}(54.8 \cdots 69.9) = 2.48589$

$t_{\alpha/2}(n-1) = \text{TINV}(0.1, 11) = 1.7959$

$t_{\alpha/2}\dfrac{s}{\sqrt{n}} = 1.7959 \times \dfrac{2.4859}{\sqrt{12}} = 4.643$

得该地区儿童每100ml血液中平均含钙量的90%置信区间为：（54.68，63.61）。

方法二：电脑"Excel数据分析"菜单法：在Excel中建立数据集，在菜单中选取［数据］→［数据分析］→［描述统计］；得出如图4.2–3结果。

12名儿童100ml血液中	求平均含钙量的90%置信区间		
血钙含量			
54.8			置信上限 =D6+D19 63.6059716973977
72.3	血钙含量		置信下限 =D6-D19 54.6773616359357
53.6	平均	59.1416666666667	
64.7	标准误差	2.4858526472497	
43.6	中位数	59.75	
58.3	众数	#N/A	
63	标准差	8.61124617033216	
49.6	方差	74.1535606060603	
66.2	峰度	−0.682591265526894	
52.5	偏度	−0.180290425581892	
61.2	区域	28.7	
69.9	最小值	43.6	
	最大值	72.3	
	求和	709.7	
	观测数	12	
	置信度(90.0%)	4.464305030731	

图 4.2–3 案例 4.2–3 描述统计的结果图

视频 4–5 任务五 小样本方差未知时正态总体均值的区间估计

二、正态总体方差的区间估计

◆ 任务六：正态总体方差的区间估计

$$\left(\frac{(n-1)s^2}{x_{\alpha/2}^2}, \frac{(n-1)s^2}{x_{1-\alpha/2}^2} \right)$$

说明：$x_{\alpha/2}^2(n-1) = \text{CHIINV}(\alpha/2, n-1)$；$x_{1-\alpha/2}^2(n-1) = \text{CHIINV}(1-\alpha/2, n-1)$。

案例 4.2–4： 某剂型药物正常的生产过程中，含碳量服从正态分布。今从某日生产的产品中任意抽取5件，测得含碳量为1.32，1.55，1.36，1.40，1.44。

试求药物含碳量方差的置信度为95%的置信区间。

解：已知 $n=5$，由样本数据计算可得 $S^2 = 0.00778$，

对于 $1-\alpha = 0.95$，则有 $\alpha = 0.05$，查 x^2 分布分位数表（或用Excel函数）得临界值：

$$x_{\alpha/2}^2(n-1)=\text{CHIINV}\left(\frac{\alpha}{2},n-1\right)=\text{CHIINV}\left(\frac{0.05}{2},4\right)=11.1433$$

$$x_{1-\alpha/2}^2(n-1)=\text{CHIINV}\ (1-\alpha/2,n-1)=\text{CHIINV}\ (1-0.05/2,4)=0.48442,$$

$$\frac{(n-1)\ s^2}{x_{\alpha/2}^2}=\frac{4\times0.00778}{11.1433}=0.0028,\quad \frac{(n-1)\ s^2}{x_{1-\alpha/2}^2}=\frac{4\times0.00778}{0.48442}=0.0643。$$

故含碳量方差的置信度为95%的置信区间为（0.0028，0.0643）。

视频4-6 任务六 方差区间估计

三、总体率的区间估计

◆ 任务七：大样本总体率的区间估计

总体率P是指总体中具有某种特征的个体占总体中全部个体的比率。如果总体容量为N，具有某种特征的个体数M，则$P=\dfrac{M}{N}$。例如，全部药品中合格品的比率等为总体率。

样本率p是指在随机抽样得到的样本中具有该特征的个体占样本全部个体的比率。如果样本容量为n，其中具有某种特征的个体数为m，则$p=\dfrac{m}{n}$。在实际应用中一般利用样本率p来估计总体率P。

（一）大样本（$n\geqslant30$）时总体率的置信区间（正态近似法）

假设样本容量为n，其中具有某种特征的个体数为m，那么$p=\dfrac{m}{n}$是一个服从二项分布的随机变量。当样本容量n充分大（$n>30$）时，由中心极限定理可知：

$$p\sim N(P,\frac{P(1-P)}{n})\qquad（近似）$$

由于总体率P未知，可以用样本率p作为总体率P的估计值，从而有：

$$u=\frac{p-P}{\sqrt{\dfrac{p(1-p)}{n}}}-N（0，1）\qquad（近似）$$

P的区间估计是：$p\pm\mu_{\alpha/2}\sqrt{\dfrac{P(1-P)}{n}}$。

案例4.2-5： 从一批针剂中随机抽取100瓶，发现有10瓶不合格。试估计这批针剂不合格率的95%的置信区间。

解：已知$n=100$，样本率为$P=\dfrac{10}{100}=0.1$，对于给定的置信度$1-\alpha=0.95$，$\alpha=0.05$，查标准正态分布分位数表（或用Excel函数）可得：

$$\mu_{\frac{\alpha}{2}}=\text{NORMSINV}\left(1-\frac{\alpha}{2}\right)=1.96$$

$$P - \mu_{\alpha/2}\sqrt{\frac{P(1-P)}{n}} = 0.1 - 1.96 \times \sqrt{\frac{0.1 \times 0.9}{100}} = 0.0412$$

$$P + \mu_{\alpha/2}\sqrt{\frac{P(1-P)}{n}} = 0.1 + 1.96 \times \sqrt{\frac{0.1 \times 0.9}{100}} = 0.1588$$

故这批针剂不合格率的95%置信区间为（0.0412，0.1588）。

视频4-7 任务七 总体率区间估计

（三）小样本时总体率 P 的置信区间（查表法）

只要根据 $1-\alpha, n, m$ 就可从二项分布参数 P 的置信区间表（附表5）中查得 P 的（$1-\alpha$）100%置信区间。

案例4.2-6： 给10只同品系的动物分别注射某种药物，结果有4只死亡。试求总体死亡率的95%置信区间。

解： 因为 $n=10$，是小样本，$m=4$，$1-\alpha=0.95$，查附表8得 $1-\alpha=0.95$ 的置信区间下、上限分别为：0.122和0.738。

故总体死亡率的95%置信区间为（0.122，0.738）。

四、二项分布的样本量 n 估计

◆ 任务八：二项分布已知总体率的样本量 n 估计

抽样估计中经常需要估计样本量 n 的大小。若要求置信区间的宽度不超过给定的正数 δ，则由：

$$n \geq \frac{\mu^2_{\alpha_2}P(1-p)}{(\delta/2)^2}$$

上式中 p 可凭以往经验得出的粗略估计值。

若关于 p 一无所知，可令 $p=0.5$ 代入得到的值。$\frac{\delta}{2}$ 又叫估计的精度范围。

案例4.2-7： 某药厂质量控制的负责人希望估计一批片剂产品中片重为199~205mg的合格片所占百分比的95%置信区间，要求估计的精度范围为5%。据以往经验，合格片约占80%。问大约应称重多少药片？

解： 已知 $p=0.8$，$\frac{\delta}{2}=0.05$，$1-\alpha=0.95$，$\alpha=0.05$，$\mu_{\frac{\alpha}{2}}=1.96$，则

$$n \geq \frac{n^2_{\frac{\alpha}{2}}P(1-p)}{(\delta/2)^2} = \frac{1.96^2 \times 0.8 \times 0.2}{0.05^2} = 245.9,$$

因此应称重246片即符合要求。

视频4-8 任务八 二项分布样本量 n 估计

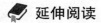 **延伸阅读** --

参数估计

在实际工作中，总体参数往往是未知的，需要使用样本统计量来估计总体参数。衡量估计量优劣的标准一般有以下三个。

1.无偏性：无偏性不是要求估计量与总体参数不得有偏差，因为这是不可能的，既然是抽样，必然存在抽样误差，不可能与总体完全相同。

2.有效性：估计量与总体之间必然存在着一定的误差。

3.一致性：一致性指的是当样本量逐渐增加时，样本的估计量（统计量）能够逐渐逼近总体参数。

无偏估计

数学期望恰好等于被估计未知参数真值的估计量称为无偏估计量。无偏估计是用样本统计量来估计总体参数时的一种无偏推断。估计量的数学期望等于被估计参数的真实值。则称此估计量为被估计参数的无偏估计，即具有无偏性，是一种用于评价估计量优良性的准则。无偏估计的意义是：在多次重复下，它们的平均数接近所估计的参数真值。进行参数估计时，我们应尊重客观事件的规律性来对待估计的数据结果。

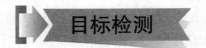 **目标检测**

参考答案

一、填空题

1.抽样估计的优良的判别标准有三个：_____、_____和_____。

2.设总体$x \sim N(\mu, \sigma^2)$，$\mu_{0.05/2} = 1.96$。则$1-\alpha = 0.95$的置信区间$\bar{x} \pm 1.96 \cdot \dfrac{\sigma}{\sqrt{n}}$的含义是_____。$\alpha$称为_____，$1-\alpha$称为_____。

3.有来自正态总体的样本容量为35的简单随机样本，样本均值$\bar{x} = 5$，$s = 0.2$，则未知参数$\bar{X}$的置信度95%的置信区间为_____。

4.设总体$x \sim N(\mu, 0.015^2)$，$\alpha = 0.05$，抽取样本容量$n = 9$，样本均值$\bar{x} = 0.511$，可通过Excel函数"=CONFIDENCE（α, σ, n）"来求总体均值的置信区间_____。

二、操作练习题

1.**案例4.1-1**　已知某批药品的有效期服从正态分布$N(\mu, \sigma^2)$，其中μ和σ^2未知。现

从该批药品中随机抽取5个样品进行储存试验，得到有效期（天）分别为

$$105 \quad 110 \quad 112 \quad 125 \quad 128$$

问题：如何由这些样品有效期的值来估计未知参数 μ 和 σ^2 的值？

2. 某动物中心随机挑选了10只5周龄的ICR种小鼠，体重（g）分别为：

$$20, 21, 20, 20, 22, 19, 18, 20, 21, 22$$

问题：请用根据该组样本观测值来推断该动物中心5周龄ICR种小鼠体重的均值和方差？

3. **案例4.2-1** 某车间用一台包装机包装注射液，设包装机包装的注射液质量服从正态分布，它的 $\sigma=0.015$。现从某天生产的注射液中随机抽取9袋，测得注射液重（kg）为：

$$0.497, 0.508, 0.518, 0.524, 0.494, 0.511, 0.513, 0.519, 0.515$$

试求：（1）注射液重均值的点估计；（2）注射液重均值的95%置信区间。

4. **案例4.2-2** 对某地144名健康男子血清胆固醇进行测定，所得数据的样本均值为 $\bar{x}=181.46$，样本标准差为 $S=32.82$。试求该地区健康男子血清胆固醇的95%置信区间。

5. **案例4.2-3** 设某地区儿童每100ml血液中所含钙量服从正态分布，现随机抽取12名儿童，得其每100ml血液中所含钙量（μg）的实测数据为：

$$54.8, 72.3, 53.6, 64.7, 43.6, 58.3, 63.0, 49.6, 66.2, 52.5, 61.2, 69.9$$

试求该地区儿童每100ml血液中平均含钙量的90%置信区间。

6. **案例4.2-4** 某剂型药物正常的生产过程中，含碳量服从正态分布。今从某日生产的产品中任意抽取5件，测得含碳量为1.32，1.55，1.36，1.40，1.44。

试求药物含碳量方差的置信度为95%的置信区间。

7. **案例4.2-7** 从一批针剂中随机抽取100瓶，发现有10瓶不合格。试估计这批针剂不合格率的95%的置信区间。

8. 设正态总体 $N(\mu, 0.1^2)$，样本容量n=4的样本均值 $\bar{x}$ 为5.58。试求总体均值 μ 的99%置信区间。（说明：$\alpha=1-0.99=0.01$；$\sigma=0.1$；n=4）。

9. 已知某地744名健康女工的红细胞计数的样本均值 $\bar{x}=433.63$ 万 /mm^3，样本标准差 $s=41.28$。试求健康女工红细胞计数的95%置信区间。

10. 对100只小鼠给予有机磷农药100mg/kg灌胃后有80只死亡。试求给予该有机磷农药100mg/kg灌胃引起小鼠死亡率的95%置信区间。

11. 从同一批号的阿司匹林片中随机抽取10片，测定其溶解50%所需的时间 t_{50}。结果如下（单位：分钟）：5.3，3.6，5.1，6.6，4.9，6.5，5.2，3.7，5.4，5.0

求总体方差的90%置信区间。

12. 已知一批药片的总体标准差是 $\sigma=0.89$，抽取9个药片的直径数据：14.1，14.7，14.7，14.4，14.6，14.5，14.5，14.8，14.2，在置信水平为95%下，估计药片的直径均值。

13.已知随机抽取16片的片重均值0.3g，标准差s=0.025g，服从正态分布，求平均片重95%的置信区间。

14.来自正态总体的五个样本值为：7，8，7.8，9.2，6.4。方差未知时总体均值90%的置信区间。

15.已知10个大白老鼠的血压：15.6，16.9，18.8，14.3，14.7，15.2，15.3，17.1，16.9，16.3。方差未知时总体均值95%的置信区间。

16.**案例4.2-6**　给10只同品系的动物分别注射某种药物，结果有4只死亡。试求总体死亡率的95%的置信区间。

17.**案例4.2-7**　某药厂质量控制的负责人希望估计一批片剂产品中片重为199~205mg的合格片所占百分比的95%置信区间，要求估计的精度范围为5%。据以往经验，合格片约占80%。问大约应称重多少药片？

（周洁嫦）

第五章　参数假设检验

1. 重点掌握单个正态总体均值、方差的检验。

2. 学会参数假设检验的意义；学会两个正态总体方差和均值比较的检验。

3. 技能要求：学会用 Excel 进行正态总体参数假设检验。

案例资料

案例5.1-1： 某药片的药物含量服从正态分布 $N(\mu, \sigma^2)$，历史数据表明 $\mu=50.3g$，$\sigma^2=1.5^2$。现从生产线上随机抽取10片药片，分析得到其药物含量为：

51.3　50.8　48.7　52.7　53.0　48.6　52.7　49.5　52.1　52.1

问题：若方差不变，问该生产线的药片的平均药物含量是否为50.3g？（$\alpha=0.05$）

某种随机事件服从的分布规律是一定，但具体的规律参数不确定，我们可以怎样检验总体分布参数呢？类似这种用样本的数据检验总体分布参数的情况是基于什么原理？解决此类问题的一般步骤是什么？

第一节　假设检验的概论

假设检验亦称显著性检验，是先假设后检验，即先对总体的参数或分布形式等提出一个统计假设，再构造对应的检验统计量，利用样本数据信息来判断原假设是否合理，从而决定是否接受原假设。

假设检验分为参数检验和非参数检验两种。

1. 参数检验是关于分布类型已知的总体，对未知参数（如均值、方差、总体率等）所作的假设检验。

2. 非参数检验主要包括总体分布形式、随机变量独立性等非参数的假设检验。

一、假设检验的基本原理

原假设（或零假设）：在假设检验中所要进行检验的假设，用 H_0 表示。

备择假设（或对立假设）：原假设的对立面，用 H_1 表示。

推断过程是根据概率性质的反证法："小概率事件在一次试验中几乎不可能发生"。不管总体服从什么分布，当方差 σ^2 已知，有限样本容量 n 充分大（$n \geqslant 30$）时，在 H_0 成立的统计下，考虑 μ 的估计量 $\overline{X}$ 的抽样分布，有 $\overline{X} \sim N(\mu_0, \frac{\sigma^2}{n})$，故可以取 $U = \frac{\overline{X} - \mu_0}{\sigma / \sqrt{n}} \sim N(0, 1)$ 作为检验统计量。

案例5.1–1：某药片的药物含量服从正态分布 $N(\mu, \sigma^2)$，历史数据表明 μ=50.3g，σ^2=1.5^2。现从生产线上随机抽取10片药片，分析得到其药物含量（g）为：

51.3   50.8   48.7   52.7   53.0   48.6   52.7   49.5   52.1   52.1。

问题：若方差不变，问该生产线的药片的平均药物含量是否为50.3g？（α=0.05）

例5.1–1解答

解： 显然，这批药片的平均药物含量就是总体参数 μ，本案例即为正态总体均值 μ 的参数假设检验问题。

原假设为 H_0：μ=50.3；备择假设为 H_1：$\mu \neq 50.3$。

由已知及计算得 $\overline{x}$=51.15，μ_0=50.3，σ^2=1.5^2

则检验统计量 U 的观测值为 $\mu = \frac{\overline{x} - \mu_0}{\sigma / \sqrt{n}} = \frac{51.15 - 50.3}{1.5 / \sqrt{10}} = 1.792$

再查附表4：标准正态分布分位数表［或用Excel函数=NORMSINV（$1-\alpha$）］得临界值：$\mu_{\sigma/2} = \mu_{0.05/2} = \mu_{0.025} = 1.96$。

由于 $|U|$=1.792＜1.96，它是大概率范围的事，所以接受原假设 H_0：μ=50.3。

即认为这批药片的平均药物含量与50.3无显著性差异。

二、假设检验中的有关概念

显著性水平（significance level）：事先给定的小概率 α。

临界值（critical value）：拒绝 H_0 还是接受 H_0 的界限值。

拒绝域（region of rejection）：拒绝原假设 H_0 的区域。

接受域（region of acceptance）：接受 H_0 的区域。如图5.1–1所示。

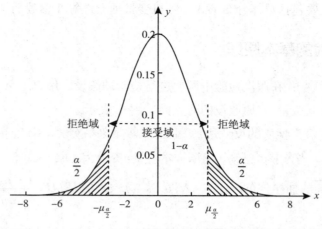

图 5.1-1　接受域与拒绝域

三、假设检验的一般步骤

1.（假设）建立原假设 H_0 和备择假设 H_1。

2.（统计量）确定检验统计量及其分布，并由给定样本值计算检验统计量的值。

3.（查临界值）根据显著性水平 α，查表（或 Excel 函数）求出临界值并确定拒绝域。

4.（判断）若统计量的值落在拒绝域内，则拒绝原假设 H_0，接受备择假设 H_1；否则，就接受原假设 H_0。

注：在一些专著中常用 P 值法来做假设检验：根据 P 值与显著性水平 α 进行比较，就可作出对 H_0 的判断，而无须去计算临界值。即当 $P \leqslant \alpha$ 时，拒绝 H_0，当 $P \geqslant \alpha$ 时接受 H_0。

视频 5-1 假设检验概论　　视频 5-2 假设检验操作题

四、假设检验的错误类型

假设检验通常包含两类错误。第一类错误：当原假设 H_0 为真时，拒绝 H_0，又称弃真错误。发生第一类错误的概率即显著性水平 $\alpha = P\{$拒绝 $H_0 \mid H_0$ 为真$\}$。第二类错误：当原假设 H_0 为假时，接受 H_0，又称为伪错误。发生第二类错误的概率一般记为 $\beta = P\{$接受 $H_0 \mid H_0$ 为假$\}$。

当样本容量 n 确定时，犯两类错误的概率不可能同时减少，减少其中一个往往会增加另一个的发生。所以在制定检验法则时，通常先限制犯第一类错误的概率 α，再适当增加样本容量 n 来减少犯第二类错误的概率 β。

在质量检验中，犯第一类错误会拒绝高质量的产品，这时对生产方造成损失（生产风险）。对于成本高、价格昂贵的商品，这时应取得小些 α；犯第二类错误会接受低质量的产品，使用方会遭受损失，造成医疗事故。对于药品的检验，α 应取大些。

一般选取α=0.05或0.01、0.1。如果α=0.05是拒绝H_0，便说μ与μ_0有显著性差异；如果α=0.01时拒绝H_0，便说μ与μ_0有极显著性差异。

第二节　单个正态总体参数的假设检验

一、正态总体的均值检验

◆任务一：正态总体方差已知时，总体均值的U检验

（一）方差已知时正态均值的U检验的步骤

设$X_1\cdots X_n$是来自正态总体$N(\mu, \sigma^2)$的一个样本，$U = \dfrac{\overline{X} - \mu_0}{\sigma / \sqrt{n}} \sim N(0, 1)$。

（1）原假设H_0：$\mu=\mu_0$，备择假设H_1：$\mu \neq \mu_0$；

（2）在H_0：$\mu=\mu_0$成立时，构造检验统计量$U = \dfrac{\overline{X} - \mu_0}{\sigma / \sqrt{n}}$，并计算检验统计量$U$的观测值$u$；

（3）设$P\{|U| \geqslant u_{\alpha/2}\} = \alpha$，对给定的$\alpha$，查$N(0, 1)$分位数表（或用NORMSINV（$1-\alpha/2$）得到临界值$u_{\alpha/2}$）；

（4）判断：当$|u| \geqslant u_{\alpha/2}$时，拒绝$H_0$，接受$H_1$，即认为$\mu$与$\mu_0$有显著差异；当$|u| < u_{\alpha/2}$时，接受$H_0$，认为$\mu$与$\mu_0$无显著差异。

该检验法运用服从$N(0, 1)$的检验统计量U，故称为u检验或z检验。

案例5.2-1：某药厂长期生产八珍益母丸，规定标准为每颗药丸重9（g）。本月份开始使用一台新购置的联合制丸机，设该机生产的药丸重量X服从正态分布，根据经验知其方差σ^2=0.25。为检验该机工作是否正常，从产品中随机抽取100颗药丸，称得药丸重量均值$\overline{x}$=9.11（g）

试问：制丸机工作是否正常？（α=0.05）

解：应检验H_0：$\mu=9$；H_1：$\mu \neq 9$

由题意可知：σ^2=0.25，n=100，μ_0=9，$\overline{x}$=9.11

则检验统计量U的值为：

$$U = \frac{\overline{X} - \mu_0}{\sigma / \sqrt{n}} = \frac{9.11 - 9}{0.5 / \sqrt{100}} = 2.2$$

对给定α=0.05，查$N(0, 1)$分位数表（或用NORMSINV（$1-\alpha/2$））得临界值：$u_{\alpha/2}=u_{0.025}$=1.96，

视频5-3　任务一 正态总体方差已知时，总体均值的u检验

因为 $|u|=2.2>1.96$，所以拒绝 H_0，接受 H_1。即在 0.05 的显著水平下，认为新制丸机所制药丸的平均重量与 9（g）之间有显著性差异，即制丸机工作不正常。

（二）方差未知检验正态总体的均值

◆任务二：正态总体方差未知时，总体均值的 t 检验

设 $X_1\cdots X_n$ 是来自正态总体 $N(\mu, \sigma^2)$ 的一个样本，其中方差 σ^2 未知，要检验原假设 $H_0: \mu=\mu_0$ 是否成立。由抽样分布理论知，在 $H_0: \mu=\mu_0$ 成立时得到统计量 $t=\dfrac{\bar{X}-\mu_0}{S/\sqrt{n}}\sim t(n-1)$ 。

（1）建立原假设 $H_0: \mu=\mu_0$；备择假设 $H_1: \mu\neq\mu_0$。

（2）在 $H_0: \mu=\mu_0$ 成立时，构造检验统计量 $t=\dfrac{\bar{X}-\mu_0}{S/\sqrt{n}}\sim t(n-1)$，并由样本值计算 t 检验统计量的观测值 t；

（3）设 $P\{|t|\geqslant t_{\alpha/2}\}=\alpha$，对于给定的 α，由 $t(n-1)$ 分布表（或用 Excel 函数 $t_{\alpha/2}(n-1)$ =TINV（α, $n-1$）得临界值 $t_{\alpha/2}$。

（4）当 $|t|\geqslant t_{\alpha/2}$ 时，拒绝 H_0，接受 H_1，即认为 μ 与 μ_0 有显著差异；当 $|t|<t_{\alpha/2}$ 时，接受 H_0，认为 μ 与 μ_0 无显著差异。

上述检验称为 t 检验。在实用中，正态总体的方差通常未知，故常用 t 检验法来进行其均值检验。

案例 5.2-2：为分析甘草流浸膏中甘草酸含量，进行 5 次测定，得甘草酸含量的均值 $\bar{x}=8.44$（%），标准差 $S=0.04$（%）。若已知测定值总体服从正态分布，试在显著性水平 $\alpha=0.05$ 下，检验总体均值 μ 与 8.32 是否有差异？

解：应检验 $H_0: \mu=8.32$，$H_1: \mu\neq8.32$

由题中已知：$n=5$，$\mu_0=8.32$，$\bar{x}=8.44$，$S=0.04$

则检验统计量 t 的值为：

$$t=\frac{\bar{x}-\mu_0}{s/\sqrt{n}}=\frac{8.44-8.32}{0.04/\sqrt{5}}=6.708$$

对于给定的 $\alpha=0.05$ 和自由度 $n-1=4$，查 t 分布表［或用 $t_{\alpha/2}(n-1)$ =TINV（α, $n-1$）计算］

$$t_{\alpha/2}(n-1)=t_{0.025}(4)=2.776$$

因为 $|t|=6.708>t_{\alpha/2}(4)=2.776$，所以拒绝 H_0，接受 H_1，即认为甘草含量的总体均值 μ 与 8.32 有显著性差异。

视频 5-4 任务二 正态总体方差未知时，总体均值的 u 检验

二、正态总体的方差检验

◆任务三：正态总体的方差σ检验

有关指标的波动、精度、变异度、稳定性、离散度等的检验都属于总体方差（或标准差）检验。

设$X_1 \cdots X_n$是来自正态总体$N(\mu, \sigma^2)$的样本，其中均值μ、方差σ^2未知，要检验原假设$H_0: \sigma^2 = \sigma_0^2$是否成立（其中$\sigma_0^2$已知）。

由抽样分布原理知，在$H_0: \sigma^2 = \sigma_0^2$成立时，统计量$\chi^2 = \dfrac{(n-1)S^2}{\sigma_0^2} \sim \chi^2(n-1)$

即$\chi^2 = \dfrac{(n-1)s^2}{\sigma^2}$可作为检验正态总体方差$\sigma^2$的检验统计量。

（一）检验正态总体的方差的步骤

（1）建立原假设$H_0: \sigma^2 = \sigma_0^2$，备择假设$H_1: \sigma^2 \neq \sigma_0^2$。

（2）在$H_0: \sigma^2 = \sigma_0^2$成立时构造检验统计量$\chi^2 = \dfrac{(n-1)s^2}{\sigma^2}$，由样本值计算检验统计量的值$\chi^2$。

（3）对于给定的α，由$\chi^2(n-1$分布）表（或Excel函数$\chi_{1-\frac{\alpha}{2}}^2(n-1)$=CHINV（$1-\alpha/2, n-1$），$\chi_{\frac{\alpha}{2}}^2(n-1)$=CHINV（$\alpha/2, n-1$））得临界值$\chi_{1-\frac{\alpha}{2}}^2(n-1)$和$\chi_{\frac{\alpha}{2}}^2(n-1)$。

使得 $$P\{\chi^2 \leq \chi_{1-\frac{\alpha}{2}}^2\} = \frac{\alpha}{2} 且 P\{\chi^2 \geq \chi_{\frac{\alpha}{2}}^2\} = \frac{\alpha}{2}$$

（4）若$\chi^2 \leq \chi_{1-\frac{\alpha}{2}}^2$或$\chi^2 \geq \chi_{\frac{\alpha}{2}}^2$，则拒绝$H_0$，认为$\sigma^2$与$\sigma_0^2$有显著差异；若$\chi_{1-\frac{\alpha}{2}}^2 < \chi^2 < \chi_{\frac{\alpha}{2}}^2$，则接受$H_0$，认为$\sigma^2$与$\sigma_0^2$无显著差异。

上述检验运用服从χ^2分布的检验统计量χ^2，所以称为χ^2检验。

案例5.2-3 某剂型药物正常的生产过程中，含碳量服从正态分布$N(1.408, 0.048^2)$，今从某批产品中任取5件，测得其含碳量（%）为：1.32　1.55　1.36　1.40　1.44。试问含碳量的波动是否正常？（α=0.01）

解：根据题意，应检验$H_0: \sigma^2 = 0.048^2$；$H_1: \sigma^2 \neq 0.048^2$；

已知$\sigma_0^2 = 0.048^2$，n=5，由样本数据计算得S^2=VAR（1.32, 1.55…1.44）=0.00778。

则χ^2检验统计量的值

$$\chi^2 = \frac{(n-1)s^2}{\sigma^2} = \frac{(5-1) \times 0.00778}{0.048^2} = 13.507$$

对于给定的α=0.01和自由度$n-1$=4，由χ^2分布表（或由Excel函数）得出：

$$\chi^2_{a/2}(n-1) = \text{CHINV}\ (\frac{a}{2}, n-1) = \text{CHIINV}\ (\frac{0.01}{2}, 4)\ = 14.860$$

$$\chi^2_{1-a/2}(n-1) = \text{CHINNV}\ (1-\alpha/2, n-1)\ = \text{CHIINV}\ (1-0.01/2,\ 4)\ = 0.207$$

因为 $0.207 < \chi^2 < 14.860$，故接受 H_0，认为 σ^2 与 0.048^2 无极显著差异，即该批产品含碳量的波动正常。

视频 5-5 任务三 正态总体的方差 σ 检验

三、总体率的检验

◆ 任务四：大样本的总体率检验

总体率（大样本）是总体中的具有某种共同特征的个体所占的比率，用 P 表示。

样本率是样本中相应个体所占的比率，用 p 表示。

对大样本情形（ $n \geqslant 30$ ），由中心极限定理可知： $U = \dfrac{p-P}{\sqrt{\dfrac{P(1-P)}{n}}} \sim N(0,1)$（近似）

在原假设 $H_0 : P = P_0$ 成立时，得到检验统计量： $U = \dfrac{P-P_0}{\sqrt{\dfrac{P_0(1-P_0)}{n}}}$ ，即可进行相应的 U 检验。

（一）检验步骤（大样本）

（1）建立原假设 $H_0 : P = P_0$ ；备择假设 $H_1 : P \neq P_0$ 。

（2）在 $H_0 : P = P_0$ 成立时，对大样本情形（ $n \geqslant 30$ ），构造检验统计量 $U = \dfrac{P-P_0}{\sqrt{\dfrac{P_0(1-P_0)}{n}}}$ ，并由样本值计算 U 检验统计量的观测值 u 。

（3）对于给定的 α ，查 $N（0，1）$ 表或用 $\text{NORMSINV}（1-\alpha/2）$ ，得到临界值 $u_{\alpha/2}$ ，使得 $P\{|U| \geqslant u_{\alpha/2}\} = \alpha$ 。

（4）当 $|u| \geqslant u_{\alpha/2}$ 时，拒绝 H_0 ，接受 H_1 ，即认为 P 与 P_0 有显著差异；当 $|u| < u_{\alpha/2}$ 时，接受 H_0 ，认为 P 与 P_0 无显著差异。

案例5.2-4 用某疗法治愈某病，临床观察了100例，治愈了65例，试问总体治愈率与所传79%是否相符？（ $\alpha=0.05$ ）

解：应对总体率进行检验 $H_0 : P=0.79$ ； $H_1 : P \neq 0.79$

已知 $P_0=0.79$ ， $n=100$ ， $m=65$ ，而样本率 $P = \dfrac{m}{n} = \dfrac{65}{100} = 0.65$

则检验统计量 U 的值

$$U = \frac{P - P_0}{\sqrt{\dfrac{P_0(1 - P_0)}{n}}} = \frac{0.65 - 0.75}{\sqrt{\dfrac{0.79 \times 0.21}{100}}} = -3.44$$

视频 5-6 第五章任务四 大样本的总体率检验

对于给定的 $\alpha = 0.05$，查 $N(0,1)$ 表或由 NORMSINV（1–0.05/2），得到临界值 $u_{\alpha/2} = u_{0.025} = 1.96$。

因为 $|u| = 3.44 > u_{0.025}$，故拒绝 H_0，接受 H_1，即认为总体治愈率与所传 79% 有显著性差异。

四、假设检验中的单侧检验

◆ 任务五：单侧检验

某种降压药给一组患原发性高血压的患病者服用后，其平均血压只会降低，不会升高。现在要检验患者服药后的平均血压均值是否跟原来一样，还是降低了。这就属于单侧检验。

在实际假设检验中，如果我们关心总体均值 μ 是否大于或小于 μ_0。此时检验的假设 $H_0：\mu = \mu_0$；备择假设 $H_1：\mu > \mu_0$ 或 $\mu < \mu_0$，检验的拒绝域将在分布曲线区域单侧的尾部。这类假设称为单侧检验。

单侧检验主要有以下两种情形：

原假设 $H_0：\mu = \mu_0$，备择假设 $H_1：\mu < \mu_0$——左侧检验（如图 5.2-1 所示）

原假设 $H_0：\mu = \mu_0$，备择假设 $H_1：\mu > \mu_0$——右侧检验（如图 5.2-2 所示）

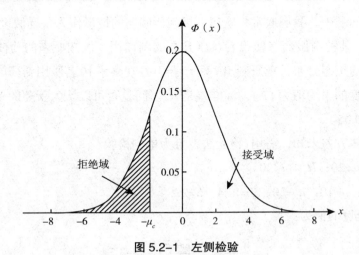

图 5.2-1　左侧检验

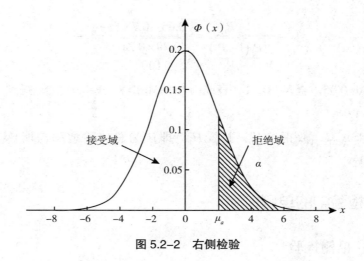

图 5.2-2　右侧检验

单侧检验与双侧检验的主要步骤类似，只是在备择假设、临界值和拒绝域上有差异。双侧检验与单侧检验的差异，见表5.2-1。

表 5.2-1　双侧检验与单侧检验的差异

检验假设			统计量	临界值	拒绝域
双侧	$H_0 : \mu = \mu_0$	$H_1 : \mu \neq \mu_0$	$u = \dfrac{\bar{X} - \mu_0}{\sigma / \sqrt{n}}$	$u/_{\alpha/2}$	$\lvert u \rvert \geqslant u_{\alpha/2}$
单侧		$H_1 : \mu > \mu_0$ 或 $H_1 : \mu < \mu_0$		u_α	$u \geqslant u_\alpha$ 或 $u \leqslant -u_\alpha$
双侧	$H_0 : \mu = \mu_0$	$H_1 : \mu \neq \mu_0$	$t = \dfrac{\bar{X} - \mu_0}{s / \sqrt{n}}$	$t_{\alpha/2}$	$\lvert t \rvert \geqslant t_{\alpha/2}$
单侧		$H_1 : \mu > \mu_0$ 或 $H_1 : \mu < \mu_0$		t_α	$t \geqslant t_\alpha$ 或 $t \leqslant -t_\alpha$

在单侧检验问题中，我们通常将题目中提问所倾向的情形作为备择假设 H_1。

案例5.2-5： 某种内服药有使患者血压升高的副作用。已知原来的药使血压升高幅度 X 服从均值为20的正态分布，现研制出一种新药，并观察了10名服用新药的患者血压，记录其血压升高幅度的平均值为17.4，标准差是2.2。问是否可以认为新药的副作用显著小于原来的药？（α=0.05）

解：由于总体方差未知，需用 t 检验法，且为单侧检验。

应检验 $H_0 : \mu = 20$；$H_1 : \mu < 20$

由题意可得：$n = 10$，$\mu_0 = 20$，$\bar{x} = 17.4$，$S = 2.2$

则检验统计量 t 的值为：

$$t = \frac{\bar{x} - \mu_0}{s / \sqrt{n}} = \frac{17.4 - 20}{2.2 / \sqrt{10}} = -3.74$$

［用左侧的临界值 $-t_{0.05}(n-1)$ 与之比较］

对给定的 α=0.05 和自由度 $n-1=9$，查 t 分布表或由 Excel 函数，得到临界值：

$t_{\alpha}(n-1) = t_{0.05}(9) = \text{TINV}(2 \times 0.05, 9) = 1.83$

因为 $t = -3.74 < -t_{0.05}(9) = -1.83$，故拒绝 H_0，接受 H_1。即可以认为新药的副作用显著小于原来的药。

视频 5–7 任务五 单侧检验

第三节 两个总体的参数假设检验

在医药研究中还经常遇到两种处理之间的比较问题，如临床上比较新药和旧药对治疗某种疾病的效果，比较动物实验结果来鉴定使用和不使用某种药物的区别，在制药工业中比较两种工艺间的优劣。我们把两组相互独立的数据进行比较均值和方差的问题，定义为两个组成总体的参数假设检验问题。（以下研究的是两个相互独立的总体参数假设检验）

一、两个正态总体方差的 F 检验

◆ 任务六：两个正态总体方差的 F 检验

方差相等（或差异无显著性）的总体称为具有方差齐性的总体，因此检验两个（或多个）总体方差是否相等的假设检验又称为方差齐性检验。

考察两个总体方差的齐性检验，即检验 $H_0: \sigma_1^2 = \sigma_2^2$ 是否成立。

对此，由抽样分布理论知
$$F = \frac{S_1^2 / \sigma_1^2}{S_2^2 / \sigma_2^2} \sim F(n_1-1, n_2-1)$$

在 $H_0: \sigma_1^2 = \sigma_2^2$ 成立时，即可得到检验统计量 $F = \dfrac{S_1^2}{S_2^2} \sim F(n_1-1, n_2-1)$

（一）两个正态总体方差的检验步骤

（1）建立原假设 $H_0: \sigma_1^2 = \sigma_2^2$，备择假设 $H_1: \sigma_1^2 \neq \sigma_2^2$。

（2）在原假设 $H_0: \sigma_1^2 = \sigma_2^2$ 成立时，构造检验统计量 $F = \dfrac{S_1^2}{S_2^2}$，并由样本值计算 F 检验统计量观察值 F；实际处理时，总取较大样本方差做分子 S_1^2，从而 $F = \dfrac{S_1^2}{S_2^2} > 1$。

（3）对于给定的 α，由 $F(n_1-1, n_2-1)$ 分布表［或由 Excel 函数 Finv（$\alpha/2$, n_1-1, n_2-1）得临界值］$F_{\alpha/2}(n_1-1, n_2-1)$，使得 $P\{F \geqslant F_{\alpha/2}\} = \dfrac{\alpha}{2}$。

（4）当 $F \geqslant F_{\alpha/2}$ 时，拒绝 H_0，接受 H_1，认为 σ_1^2 与 σ_2^2 有显著差异；当 $F < F_{\alpha/2}$ 时，接受 H_0，认为 σ_1^2 与 σ_2^2 无显著差异。（图5.3–1）

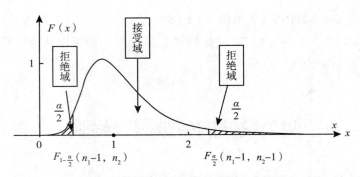

图 5.3-1　F 检验的接受域与拒接域

案例 5.3-1　某药厂为了比较研究中的新配方与已上市药品配方的 15 分钟溶出度，分别抽取 10 个药品进行检测，得到数据如下表（表 5.3-1），假设方差相等。

试问研究中的新配方与已上市药片配方的 15 分钟溶出度的波动性有没有显著性差异？（$\alpha=0.05$）

表 5.3-1　10 个药品检测数据

配方	15 分钟溶出度									
已上市药品配方	78	67	75	69	69	85	83	86	74	85
研究中的新配方	78	83	67	69	74	69	86	72	70	71

解：由题意知应比较它们的方差，即检验 $H_0 : \sigma_1^2 = \sigma_2^2$；$H_1 : \sigma_1^2 \neq \sigma_2^2$。

由已知数据计算得：$n_1 = n_2 = 10$，$\bar{x}_1 = 77.1$，$s_1^2 = 54.1$，$\bar{x}_2 = 73.9$，$s_2^2 = 41.0$。

则 F 检验统计量的值：

$$F = \frac{s_1^2}{s_2^2} = \frac{54.1}{41.0} = 1.32$$

对显著性水平 $\alpha=0.05$，查 F 分布表［或 Excel 函数 FINV（0.025，9，9）］得临界值：

$$F_{\alpha/2}（n_1-1，n_2-1）= F_{0.025}（9，9）= 4.03$$

因 $F = 1.32 < F_{0.025}（9，9）= 4.03$，故接受 $H_0 : \sigma_1^2 = \sigma_2^2$，即认为两种配方的 15 分钟溶出度的波动无显著性差异。

（二）用 Excel 进行方差齐性检验的步骤

1. 在菜单中点击"数据""数据分析""F 检验：双样本方差"确定，出现如图 5.3-2 所示的对话框。

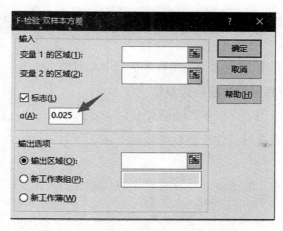

图 5.3–2　双样本方差的 F 检验对话框

注意：在 Excel 中该检验的结果中只有 F 的单侧临界值，如例 5.3–2 中在 α 中输入 $\alpha/2=0.025$。得结果如图 5.3–3 所示。

F-检验 双样本方差分析		
	变量 1	变量 2
平均	77.1	73.9
方差	54.1	40.98889
观测值	10	10
df　自由度	9	9
F　统计量值	1.31987	
$P(F\leq f)$　单尾	0.343	
F 单尾临界	4.025994	

用"F 值"与"F 的单尾临界值"比较：若"F 值" $\geq$"F的单尾临界值"应拒绝。若"F 值" < "F的单尾临界值"应接受。

图 5.3–3　F 检验结果数据

视频 5–8　任务六 两个正态总体方差的 F 检验

二、两个总体均值的检验

◆ 任务七：总体方差未知但相等的两个正态总体均值比较检验

（一）总体方差未知但相等的均值比较检验（小样本）

对于小样本情形，我们考虑 $\sigma_1^2=\sigma_2^2=\sigma^2$ 的情形，得统计量 t。

$$t = \frac{\overline{x} - \overline{y}}{s\sqrt{\dfrac{1}{n_1} + \dfrac{1}{n_2}}} \sim t\left(n_1 + n_2 - 2\right)$$

$$S^2 = \frac{(n_1-1)S_1^2 + (n_2-1)S_2^2}{n_1+n_2-2} \left(\text{当} n_1 \text{和} n_2 \text{相等时，} s^2 = \frac{s_1^2 + s_2^2}{2} \right)$$

用 t 统计量来估计 σ^2，其中 S^2 也称为两组样本的合并估计方差。

1.总体方差未知但相等的均值检验步骤

（1）建立原假设 $H_0 : \mu_1 = \mu_2$；备择假设 $H_1 : \mu_1 \neq \mu_2$，

（2）在 $H_0 : \mu_1 = \mu_2$ 成立时，构造检验统计量

$$t = \frac{\bar{x} - \bar{y}}{s\sqrt{\dfrac{1}{n_1} + \dfrac{1}{n_2}}} \sim t(n_1 + n_2 - 2)$$

并由样本值计算 t 检验统计量的观测值 t。

（3）对给定的 α，查 t 分布表或用 $t_{\alpha/2} = \text{TINV}(\alpha, n_1+n_2-2)$，得到临界值 $t_{\alpha/2}(n_1+n_2-2)$，使得 $P\{|t| \geqslant t_{\alpha/2}\} = \alpha$。

（4）判断：当 $|t| \geqslant t_{\alpha/2}(n_1+n_2-2)$ 时，拒绝 H_0，即认为 μ_1 与 μ_2 有显著差异；否则接受 H_0，认为 μ_1 与 μ_2 无显著差异。

据案例 5.3-1

问：研究中的新配方的 15 分钟溶出度与已上市药片配方有没有显著性差异？（$\alpha=0.05$）

解：方法一（计算法）

根据题意，本题属于方差未知但相等时的均值检验（小样本），所以用 T 检验法进行检验。应检验 $H_0 : \mu_1 = \mu_2$；$H_1 : \mu_1 \neq \mu_2$。

由样本值计算得：$\bar{x} = 77.1$，$s_1^2 = 54.1$，$\bar{y} = 73.9$，$s_2^2 = 41.0$

则 $S_p^2 = (S_1^2 + S_2^2)/2 = (54.1 + 41.0)/2 = 47.6$，$S_p = \sqrt{47.6} = 6.9$

又检验统计量 t 的值

$$t = \frac{\bar{x} - \bar{y}}{s\sqrt{\dfrac{1}{n_1} + \dfrac{1}{n_2}}} = \frac{77.1 - 73.9}{6.9\sqrt{\dfrac{1}{10} + \dfrac{1}{10}}} = 1.04$$

对给定的 $\alpha=0.05$，查 t 分布表［或用 $t_{\alpha/2}(n_1+n_2-2) = \text{TINV}(0.05, 18)$］，得临界值 $t_{\alpha/2}(n_1+n_2-2) = 2.10$，因 $|t| = 1.04 < t_{0.025}(18) = 2.10$，则接受 H_0，即认为两种配方的 15 分钟溶出度无显著性差异。

方法二：Excel 应用：在方差相等的均值检验

在菜单中点击"数据"—"数据分析"—"t 检验：双样本等方差假设"，在弹出的对话框中输入两组数据和 $\alpha=0.05$，得出如图 5.3-4 所示的结果。

t-检验：双样本等方差假设		
	旧药	新药
平均	77.1	73.9
方差	54.1	41
观测值	10	10
合并方差	47.54444	
假设平均差	0	
df	18	
t Stat	1.037732	
P(T<=t) 单尾	0.156568	
t 单尾临界	1.734064	
P(T<=t) 双尾	0.313135	
t 双尾临界	2.100922	

图 5.3-4　t 检验：双样本等方差假设数据结果

因为 t 统计量 =1.038<t 的双侧临界值 2.1，所以接受原假设，即两种药物的溶出度没有显著差异。

（二）方差未知的均值比较检验（大样本）

视频 5-9　任务七　总体方差未知但相等的两个正态总体均值比较检验（小样本）

◆ 任务八：大样本总体方差未知但不等的两个正态总体均值比较检验

对于大样本情形，即两个样本容量 n_1、n_2 都足够大（都大于 30），即使方差未知，也可分别用样本方差 S_1^2、S_2^2 近似代替未知的 σ_1^2、σ_2^2，得检验统计量。

$$\mu = \frac{\overline{X} - \overline{Y}}{\sqrt{\dfrac{s_1^2}{n_1} + \dfrac{s_2^2}{n_2}}} \quad N(0,1)$$

由此可以用上述 u 检验法来进行检验。

案例 5.3-2：研究中成药显微定量法，按一定的程序镜检六味地黄丸中茯苓的菌丝数，检测 75 次，得菌丝数目的均值 $\bar{x}$ =56.5，方差 S^2=9.4，镜检熟地黄的棕色核状物数，检测 65 次，得棕色状物数目的均值 $\bar{y}$=65，方差 S^2=5.5。

试问六味地黄丸中菌丝数与棕色核状物数有无显著差异？（α=0.01）

解：由题意应检验 $H_0：\mu_1 = \mu_2$；$H_1：\mu_1 \neq \mu_2$

由题中条件知 n_1=75，$\bar{x}$=56.5，S_1^2=9.4，n_2=65，$\bar{y}$=65，S_2^2=5.5，临界值

$\mu_{\alpha/2}$=NORMSINV（1-0.01/2）=2.58

$$\mu = \frac{\overline{X} - \overline{Y}}{\sqrt{\dfrac{s_1^2}{n_1} + \dfrac{s_2^2}{n_2}}} = \frac{56.5 - 65}{\sqrt{\dfrac{9.4}{75} + \dfrac{5.5}{65}}} = -18.55$$

因为$|\mu|=18.55 > \mu_{\alpha/2} = 2.58$，拒绝$H_0$，接受$H_1$，即认为六味地黄丸中菌丝数与棕色核状物数有极显著差异。

本题也可以用Excel的菜单中点击"数据"—"数据分析"—"t检验：双样本异方差假设"，来计算判断。如图5.3-5所示。

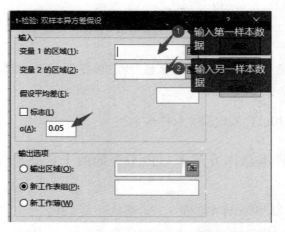

视频5-10 任务八 大样本总体方差未知但不等的两个正态总体均值比较检验

图5.3-5 t检验：双样本异方差假设对话框

（三）总体方差已知的均值比较检验

◆任务九：总体方差已知的两个正态总体均值比较检验

当总体方差已知，对两个正态总体均值比较的假设检验问题，应检验$H_0：\mu_1=\mu_2$。

当总体方差σ_1^2、σ_2^2已知时，由抽样分布理论知，在原假设$H_0：\mu_1=\mu_2$成立时，即得到检验统计量

$$\mu = \frac{\overline{X} - \overline{Y}}{\sqrt{\dfrac{\sigma_1^2}{n_1} + \dfrac{\sigma_2^2}{n_2}}} \sim N(0, 1)$$

由此即仍可用u检验法进行检验。

1. 总体方差已知的均值比较检验的步骤如下。

（1）建立原假设$H_0：\mu_1=\mu_2$；备择假设$H_1：\mu_1 \neq \mu_2$。

（2）在$H_0：\mu_1=\mu_2$成立时，构造检验统计量

$$\mu = \frac{\overline{X} - \overline{Y}}{\sqrt{\dfrac{\sigma_1^2}{n_1} + \dfrac{\sigma_2^2}{n_2}}} \sim N(0, 1)$$

并由样本值计算U检验统计量的观测值u。

（3）对于给定的α，查$N(0, 1)$分位数表（或用Excel函数normsinv（$1-\alpha/2$），得到临界值$u_{\alpha/2}$，使得$P\{|u| \geqslant u_{\alpha/2}\} = \alpha$。

（4）当$|u| \geqslant u_{\alpha/2}$时，拒绝$H_0$，接受$H_1$，即认为$\mu_1$与$\mu_2$有显著差异；当$|u| < u_{\alpha/2}$时，接受$H_0$，认为$\mu_1$与$\mu_2$无显著差异。

案例5.3-3：设甲、乙两台机器生产同类型药品，其生产的药品重量（g）分别服从方差$\sigma_1^2 = 70$与$\sigma_2^2 = 90$的正态分布。从甲机器生产的药品中随机地取出35件，其平均重量$\overline{x} = 137$（g），又独立地从乙机器生产的药品中随机地取出45件，其平均重量$\overline{y} = 130$（g）。

问：这两台机器生产的药品就重量而言有无显著差异？（$\alpha = 0.01$）

解：由题意应检验$H_0: \mu_1 = \mu_2$；$H_1: \mu_1 \neq \mu_2$。

由题中条件知$n_1 = 35$，$\overline{x} = 137$，$\sigma_1^2 = 70$，$n_2 = 45$，$\overline{y} = 130$，$\sigma_2^2 = 90$。

$$\mu = \frac{\overline{X} - \overline{Y}}{\sqrt{\dfrac{\sigma_1^2}{n_1} + \dfrac{\sigma_2^2}{n_2}}} = \frac{137 - 130}{\sqrt{\dfrac{70}{35} + \dfrac{90}{45}}} = 3.5$$

临界值$\mu_{\alpha/2} =$ NORMSINV（$1-0.01/2$）$= 2.58$

因为$|\mu| = 3.5 > \mu_{\alpha/2} = 2.58$，拒绝$H_0$，接受$H_1$，即认为这两台机器生产的药品就重量而言有极显著差异。

2.若已知两个样本的具体数据，也可利用Excel数据分析得出结论。

（1）方差已知的均值检验：在菜单中点击"数据""数据分析""Z-检验：双样本平均差检验"，在弹出的对话框中输入两组数据和α值，确定后就有结果。

（2）方差未知且不等的均值检验：在菜单中点击"数据""数据分析""t检验：双样本异方差假设，在弹出的对话框中输入两组数据和α值，确定后就有结果。

视频5-11 任务九 总体方差已知的两个正态总体均值比较检验

两个总体有些是相互不独立，而是有关联的，这样的两个总体叫配对设计。配对设计就是把研究对象按某些特征或条件配成对子，每对研究对象分别施加两种不同的处理方法，然后比较两种处理结果的差异。它们具体的检验方法是：先把两组数据配对（x_i, y_i），然后求出它们的差值d_i，并将这些差值d_i看做成一个新的总体的随机变量。那么配对设计下，检验两种结果是否有显著差异，就是相当于检验差值d_i的总体均值μ_d是否为0，可用

$$t = \frac{d}{S_d/\sqrt{n}}$$检验法（略）。

📖 **延伸阅读** -

假设检验的目的

假设检验的目的在于判断原假设的总体和现在实际的总体是否发生了显著差异。它是根据原资料作出一个总体指标是否等于某一个数值，某一随机变量是否服从某种概率分布的假设，然后利用样本资料采用一定的统计方法计算出有关检验的统计量，依据一定的概率原则，以较小的风险来判断估计数值与总体数值（或者估计分布与实际分布）是否存在显著差异，是否应当接受原假设选择的一种检验方法。假设检验是抽样推断中的一项重要内容。

用样本指标估计总体指标，其结论有的完全可靠，有的只有不同程度的可靠性，需要进一步加以检验和证实。通过检验，对样本指标与假设的总体指标之间是否存在差别做出判断，是否接受原假设。这里必须明确，进行检验的目的不是怀疑样本指标本身是否计算正确，而是为了分析样本指标和总体指标之间是否存在显著差异。从这个意义上，假设检验又称为显著性检验。

- -

目标检测

参考答案

一、填空题

1.有正态总体$N(\mu, \sigma^2)$。其中σ^2已知，随机抽取容量为n的一组样本，现要检验假设$H_0: \mu = 2.5$，$H_1: \mu \neq 2.5$，则应该用_____检验法，检验统计量是_____；如取$\alpha = 0.05$，则临界值是_____。

2.有正态总体$N(\mu, \sigma^2)$。其中σ^2未知，随机抽取容量为$n=10$的一组样本，其中样本均值和标准差分别为$\bar{x}$，s，现要检验假设$H_0: \mu = 2.5$，$H_1: \mu \neq 2.5$，则应该用_____检验法，检验统计量是_____；如取$\alpha = 0.05$，则临界值是_____。

3.有正态总体$N(\mu, \sigma^2)$。其中σ^2未知，随机抽取容量为$n=0$的一组样本，其中样本均值和标准差分别为$\bar{x}$，s，现要检验假设$H_0: \mu = 2.5$，$H_1: \mu > 2.5$，则应该用_____检验法，检验统计量是_____；如取$\alpha = 0.05$，则临界值是_____。

4.有正态总体$N(\mu, \sigma^2)$。其中(μ, σ^2)都已知，随机抽取容量为$n=10$的一组样本，其中样本均值和标准差分别为$\bar{x}$和s，现要检验假设$H_0: \sigma^2 = 0.04$；$H_1: \sigma^2 \neq 0.04$，应该

用_____检验法，检验统计量是_____；如取 $\alpha=0.05$，则临界值1是_____，临界值2是_____。

5.某厂生产的某种药品的次品率不得超过 P_0，现从该厂生产的一批药品中随机抽取样本容量为 $n=45$ 进行检测，次品率为 P_1，检验药品总体次品率是否超过 P_0，检验统计量是_____，如取 $\alpha=0.05$，则临界值是_____。

6.在假设检验中，要同时减少两类错误的概率，只有增加_____。

7.用 P 值法来做假设检验：当 $P<\alpha$ 时，则结论应当_____ H_0。

8.在两个正态总体进行方差齐性检验时，取显著水平 $\alpha=0.05$，用Excel的数据菜单——数据分析——F检验双样本方差的对话框中 α（A）框中应输入_____。

9.取显著水平 $\alpha=0.05$，在两个正态总体已进行了方差齐性的检验，认为两总体方差一致，再进行两个总体均值检验。用Excel的数据菜单——数据分析——在相应对话框中 α（A）框中应输入_____。

二、操作练习题

1.**例5.1-1** 某药品的药物含量服从正态分布 $N(\mu,\sigma^2)$，历史数据表明 $\mu=50.3$g，$\sigma^2=1.5^2$。现从生产线上随机抽取10片药片，分析得到其药物含量（g）为：

51.3　50.8　48.7　52.7　53.0　48.6　52.7　49.5　52.1　52.1

问题：若方差不变，问该生产线的药片的平均药物含量是否为50.3g？（$\alpha=0.05$）

2.某药厂用自动包装机包装葡萄糖，按规定每袋葡萄糖的标准重量为500g，若已知包装机包装的每袋葡萄糖重量服从正态分布，且按以往标准知总体方差 $s^2=6.52$。某日开工后，随机抽取6袋葡萄糖，测得其平均重量为504.5g，$\alpha=0.05$。请检验包装机工作是否正常？

3.**例5.2-1** 某药厂长期生产八珍益母丸，规定标准为每颗药丸重9（g）。本月份开始使用一台新购置的联合制丸机，设该机生产的药丸重量 X 服从正态分布，根据经验知其方差 $\sigma^2=0.25$。为检验该机工作是否正常，从产品中随机抽取100颗药丸，称得药丸重量均值 $\bar{x}=9.11$（g）试问：制丸机工作是否正常？（$\alpha=0.05$）

4.已知某药品服从标准差 $\sigma=0.8$ 的正态分布 $N(\mu,\sigma^2)$，现取一组容量为9的样本，其样本均值 $\bar{x}=2$。试检验 H_0：$\mu=3$ 是否成立？（$\alpha=0.01$）

5.**例5.2-2** 为分析甘草流浸膏中甘草酸含量，进行5次测定，得甘草酸含量的均值 $\bar{x}=8.44$（%），标准差 $S=0.04$（%）。若已知测定值总体服从正态分布，试在显著性水平 $\alpha=0.05$ 下，检验总体均值 μ 与8.32是否有差异？

6.已知某药厂正常情况下的生产的某药膏含甘草酸量 X 服从 $N(4.45,0.108^2)$。现随机抽查了5支药膏，其甘草酸的含量分别为4.40，4.25，4.21，4.33，4.46。若已知总体方差

保持不变。此时药膏的平均甘草酸含量是否有显著变化？（α=0.05）

7.对上题的药膏所含甘草酸量检验问题，假定其方差未知，其他条件不变。试检验其平均含甘草酸量 μ 是否仍为4.45？（α=0.05）

8.**例5.2-3**某剂型药物正常的生产过程中，含碳量服从正态分布 $N(1.408, 0.048^2)$，今从某批产品中任取5件，测得其含碳量（%）为：1.32　1.55　1.36　1.40　1.44。试问含碳量的波动是否正常？（α=0.01）

9.某种药液中的某种成分含量（%）服从正态分布，现由10个样本观测值算出 $\bar{x}=0.452, s=0.037$，试分别检验假设（1）$H_0: \mu_0=0.5$；（2）$H_1: \sigma^2=0.04^2$ 是否成立。（α=0.10）

10.**例5.2-4**用某疗法治愈某病，临床观察了100例，治愈了65例，试问总体治愈率与所传79%是否相符？（α=0.05）

11.**例5.2-5**某种内服药有使患者血压升高的副作用。已知原来的药使血压升高幅度 X 服从均值为20的正态分布，现研制出一种新药，并观测了10名服用新药的患者血压，记录其血压升高幅度的平均值为17.4，标准差是2.2。问：是否可以认为新药的副作用显著小于原来的药？（α=0.05）

12.（次品检测）根据国家有关质量标准，某厂生产的某种药品的次品率P不得超过0.6%。现从该厂生产的一批药品中随机抽取150件进行检测，发现其中有2件次品。问题：该批药品的次品率是否已超标？（α=0.05）

13.根据临床经验，一般认为胃溃疡病患者有20%会出现胃出血症状。某医院观察了304例65岁以上的胃溃疡患者，其中96例发生出血，占31.58%，问老年患者是否较一般患者易出血？（α=0.05）。

14.原来的安眠药药效平均时间是21.8小时，安眠药工艺改革后服用药效时间正态分布，改用新药。7个睡眠时间数据：25.7、22、23.1、21、26.2、25、22.4。问：新药的睡眠时间是否有所提高？

15.**案例5.3-1**某药厂为了比较研究中的新配方与已上市药片配方的15分钟溶出度，分别抽取10个药品进行检测，得到数据如表5.3-1，假设方差相等。

试问研究中的新配方与已上市药片配方的15分钟溶出度的波动性有没有显著性差异？（α=0.05）（具体数据请阅读本章第二节教材内容）

16.据**案例5.3-1（数据如表5.3-1）**，问研究中的新配方的15分钟溶出度与已上市药片配方有没有显著性差异？（α=0.05）

17.**案例5.3-2**研究中成药显微定量法，按一定的程序镜检六味地黄丸中茯苓的菌丝数，检测75次，得菌丝数目的均值 $\bar{x}=56.5$，方差 $S^2=9.4$，镜检熟地的棕色核状物数，检测65次，得棕色状物数目的均值 $\bar{y}=65$，方差 $S^2=5.5$。

试问六味地黄丸中菌丝数与棕色核状物数有无显著差异？（α=0.01）

18.用24只豚鼠均分成二组作血管灌流试验，记录流速如下（滴数/分）。

对照组 x	46	30	38	48	60	46	26	58	46	48	44	48
用药组 y	54	46	50	52	52	58	64	56	54	54	58	36

假定豚鼠灌流试验的流速服从正态分布。

（1）试检验这两组灌流试验流速的方差是否有显著差异？（α=0.05）

（2）试检验这两组灌流试验流速的均值是否有显著差异？（α=0.05）

19.案例5.3–3设甲、乙两台机器生产同类型药品，其生产的药品重量（g）分别服从方差 $\sigma_1^2 = 70$ 与 $\sigma_2^2 = 90$ 的正态分布。从甲机器生产的药品中随机地取出35件，其平均重量 $\bar{x} = 137$（g），又独立地从乙机器生产的药品中随机地取出45件，其平均重量 $\bar{y} = 130$（g）。

问：这两台机器生产的药品重量有无显著差异？（α=0.01）

20.在比较两种药物的催眠作用，选用20名试验者，随机分为两组，每组10人，甲组服用A药，乙组服用B药，其睡眠延长时间如下表（小时）。试比较两种药物的药效是否有显著差异？

甲组	1.9	1.8	1.1	0.1	0.1	4.4	5.5	1.6	4.6	3.4
乙组	0.7	–1.6	0.2	–1.2	–0.1	3.4	3.7	0.8	0	2.0

（谢国权）

第六章　单因素方差分析

⚞ 学习目标

1.重点掌握单因素方差分析的操作方法进行单因素方差分析。

2.学会方差分析的基本思想和原理。

3.技能要求：学会用Excel进行单因素方差分析的操作方法。

⬌ 案例资料

案例6.1-1： 考查某药不同剂量对骨质指标CTARD的影响，对24例患者随机分为三组，分别给予不同剂量药物，而后测得数据结果如下：

表 6.1-1　不同剂量药物下的骨质指标 CTARD

	A组（低剂量）	B组（中剂量）	C组（高剂量）
指标数	36.53	38.73	55.90
	44.32	39.58	50.85
	33.81	45.14	55.71
	44.52	36.14	47.48
	43.80	32.79	52.26
	27.32	32.10	40.94
	44.19	47.56	55.50
	37.12	53.74	42.54
平均指标	38.95	40.72	50.15

问题：1.该药不同剂量对骨质指标CTARD的影响是否不同？

2.在生产实践和科学实验中如果要分析一个因素对试验结果的指标是否有显著性影响问题，应遵循什么规律和步骤去解决？

在一些生产实践和科学实验中，我们需要分析一个或多个因素对试验结果的指标是否有显著影响。例如，在新药开发中，需要研究反应温度、反应时间、催化剂种类、各种辅料的用量及配比对药品的质量和收率影响是否存在显著性差异；还例如不同抗生素对血浆结合度的影响是否有显著差异等。

方差分析是由英国统计学家R.A.Fisher在20世纪20年代总结出的，通过对样本的离差平方和（方差）的分解，判断差异的可能来源的统计分析方法。

方差分析是对试验数据进行多个正态总体均值比较检验的一种基本统计分析方法。它是对全部样本数据的差异（方差）进行分解，将某种因素下各组数据之间可能存在的因素所造成的系统性误差，与随机抽样所造成的随机误差加以区分比较，以推断该因素对试验结果的影响是否显著。

方差分析有关概念如下。

试验指标：衡量试验结果的标志。

因素：影响试验结果的条件。

水平：该因素在试验中所处的不同状态。

试验的三要素：受试对象、试验指标和试验因素。

方差分析的目的就是探讨不同因素不同水平之间试验指标的差异，从而考察各因素对试验结果是否有显著影响。

单因素试验：只考察一个影响条件即因素的试验。

单因素方差分析：在试验中考察单个因素试验的方差分析。

多因素方差分析：在试验中考察多个因素试验的方差分析。

一、单方差分析基本原理

设因素 A 有 k 个水平 A_1，$A_2 \cdots A_k$，在水平 A_j（$j=1$，$2 \cdots k$）下进行 n_j 次试验，得到结果如下表6.1–2所示。

设水平 A_j 下试验结果总体 x_j 服从 $N(\mu_j, \sigma)$，（$j=1$，$2 \cdots k$）

表 6.1–2　试验数据

水平（组别）	A_1	A_2	$\cdots$	A_k
试验结果 x_{ij}	$\bar{x}_{11}$ $\bar{x}_{21}$ $\vdots$ $\bar{x}_{n_1 1}$	$\bar{x}_{12}$ $\bar{x}_{22}$ $\vdots$ $\bar{x}_{n_2 2}$	$\cdots$ $\cdots$ $\cdots$	x_{1k} x_{2k} $\vdots$ $\bar{x}_{n_k k}$
平均值 $\bar{x}_j$	$\bar{x}_j$	$\bar{x}_2$	$\cdots$	$\bar{x}_k$

方差分析前提：①各总体相互独立；②都服从正态分布；③具有方差齐性。

应检验 H_0：$\mu_1 = \mu_2 = \cdots = \mu_k$（$=\mu$）；

H_1：μ_1，$\mu_2 \cdots \mu_k$ 不全相等。

在 H_0 成立时，各组数据可看成来自同一个正态总体，考察总离差平方和（又称总变差），可分解成：组内离差平方和与组间离差平方和，记为：$S_T = S_E + S_A$。即：

离差平方和＝组内离差平方和＋组间离差平方和

总差异来源＝随机因素引起的差异＋A因素各水平引起的差异

df 自由度 $n-1 = n-k+k-1$

二、单因素方差分析表

在 H_0 成立时，因

则 $F = \dfrac{S_A (k-1)}{S_E / (n-k)} \sim F(k-1, n-k)$

对显著水平 α，查附表7-F（$k-1$，$n-k$）表［或用Excel函数 $F_\alpha = finv(\alpha, k-1, n-k)$］，到临界值 Fα；

实际应用时，用单因素方差分析表给出各种计算结果如表6.1-3：

表 6.1-3　单因素方差分析中各个量的计算与关系

方差来源	离差平方和	自由度	均方	F 值	P 值
组间（因素）	S_A	$k-1$	$S_A / (k-1)$	$F = \dfrac{S_A / (k-1)}{S_E / (n-k)}$	< α 或
组内（误差）	S_E	$n-k$	$S_E / (n-k)$		> α
总变差	$S_T = S_A + S_E$	$n-1$	F_α（$k-1$，$n-k$）临界值		

说明：

（1）F_α（$k-1$，$n-k$）=Finv（$\alpha, k-1, n-k$）；它是与F值比较。

（2）P 值＝Fdist（F值，$k-1$，$n-k$）；它是与α比较。

（3）若 $F > F_\alpha (k-1, n-k)$ 或 $P < \alpha$，则拒绝 H_0，从而确定所考察的因素对试验结果有显著影响；否则，接受 H_0。

◆ **任务：利用Excel进行单方差分析**

1. 单方差分析解题步骤

（1）针对问题，建立原假设 H_0 与备择假设 H_1。

H_0：$\mu_1 = \mu_2 = \cdots = \mu_k$；$H_1$：$\mu_1$，$\mu_2 \cdots \mu_k$ 不全相等。

（2）由试验结果数据表，计算统计量 F 值。

（3）对给定的显著水平 α，查 F 分布表或用Excel函数，得临界值 F_α（$k-1$，$n-k$），并列出方差分析表。

（4）比较方差分析表中的F值与F_α临界值：若$F = F_\alpha(k-1, n-k)$，或$P < \alpha$，拒绝H_0，从而确定所考察的因素对试验结果有显著影响；否则，接受H_0，认为所考察因素对实验结果没有显著影响。

2. 利用 Excel 进行方差分析的步骤

（1）选定数据区域。

（2）在菜单中选取［数据］→［数据分析］→［方差分析：单因素分析］，点击"确定"。

（3）当出现［方差分析：单因素分析］对话框后，输入相应的参数。

（4）点击"确定"就会得到"方差分析结果表"。

如案例6.1-1资料

解：应检验原假设H_0：$\mu_1 = \mu_2 = \mu_3$。备择假设H_1：μ_1，μ_2，μ_3不全相等。

用Excel的数据分析方法处理，具体操作步骤：

（1）把数据输入Excel表中。如图6.1-1所示。

1、输入数据			
指标数（实验的次数）	A低剂量	B中剂量	C高低剂量
1	36.53	38.73	55.9
2	44.32	39.58	50.85
3	33.81	45.14	55.71
4	44.52	36.14	47.48
5	43.8	32.79	52.26
6	27.32	32.1	40.94
7	44.19	47.56	55.5
8	37.12	53.74	42.54

图 6.1-1　把数据输入 Excel 表中

（2）分别点击菜单"数据""数据分析""方差分析：单因素方差分析"，"确定"。

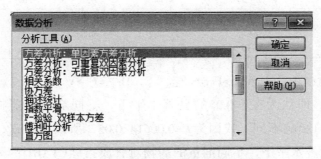

图 6.1-2　数据菜单——数据分析对话框

（3）填写单因素方差分析对话框。注意数据的分组是以"列"或"行"方式，以及是否包括"标志""输出选项"。如图6.1-3所示。

方差分析：单因素方差分析

输入
输入区域(I)：　　　　$B$2:$D$10

分组方式：　　　　　◉ 列(C)
　　　　　　　　　　○ 行(R)

☑ 标志位于第一行(L)
α(A)：　0.05

输出选项
◉ 输出区域(O)：　　$A$41
○ 新工作表组(P)：
○ 新工作簿(W)

确定　取消　帮助(H)

图 6.1-3　单因素方差分析对话框

（4）出现"方差分析结果表"。如图6.1-4所示。

SUMMARY				
组	观测数	求和	平均	方差
A低剂量	8	311.61	38.95125	40.24624
B中剂量	8	325.78	40.7225	57.03825
C高低剂量	8	401.18	50.1475	35.34368
方差分析				
差异源	SS	df	MS	F	P-value	F crit
组间	579.5306	2	289.7653	6.554383	0.006141	3.4668
组内	928.3972	21	44.20939			
总计	1507.928	23				

图 6.1-4　方差分析结果表

（3）根据以上Excel数据分析，得方差分析表（表6.1-4）。

表 6.1-4　案例6.1-1的单因素方差分析表

方差来源	离差平方和	自由度	均方	F值	临界值F_α
因素A（组间）	579.53	2	289.765		
误差E（组内）	927.65	21	44.21	6.550	$F_{0.05}(2, 21)=3.47$
总变差	1507.18	23			

（3）统计判断：由于$F=6.55>Fcrit=F_{0.05}(2, 21)=FINV(0.05, 2, 21)$ $=3.47$，故拒绝H_0，即认为在$\alpha=0.05$的显著水平下，不同剂量的药物对骨质指标CTARD的影响不同。或因为$P=0.00614<0.05$，所以拒绝H_0，即认为在$\alpha=0.05$的显著水平下，不同剂量的药物对骨质指标CTARD的影响不同。

视频6-1　任务一 利用Excel进行单方差分析

延伸阅读

择优而取之

在科学实验中常常要探讨不同实验条件或处理方法对实验结果的影响。通常是比较不同实验条件下样本均值间的差异。例如医学界研究几种药物对某种疾病的疗效；农业研究土壤、肥料、日照时间等因素对某种农作物产量的影响；不同化学药剂对作物害虫的杀虫效果等，都可以使用方差分析方法去解决。我们要以"时不我待、只争朝夕"的紧迫感和的责任感，奋勇向前，砥砺前行，把所学的理论知识运用到解决实际问题中，提高服务社会的实践能力。

目标检测

参考答案

一、填空题

1.方差分析的基本思想可简述为：总离差平方和可以分解成_____和_____。

2.组内离差平方和是_____因素引起的；组间离差平方和是_____因素引起的。

3.根据各量的关系，完成下列单因素方差分析表。

方差来源	离差平方和	自由度	均方	F值	临界值$F\alpha$
因素A（组间）	27.58	3	9.19	_____	$F_{0.05}$（3，8）=
误差E（组内）	_____	8	_____		
总变差	34.67	_____	结论：应_____H_0（拒绝或接受）		

4.在方差分析中，当F值$>F$（$k-1$，$n-1$）（或$P<$值0.05）时，可认为各总体均值_____。

5.在方差分析时要求各样本是_____的正态总体，各样本所在总体的方差_____。

二、操作练习题

1.例6.2-1不同剂量药物下的骨质指标（表6.1-1），进行单因素方差分析。

2.为考察中药黄根对心脏功的影响，配置每100ml含黄根1g、1.5g、3g和5g的药液，用来测定大鼠离体心脏在药液中7~8分钟内心脏冠脉血流量，数据见下表。试考察不同剂量对心脏冠脉血流量是否有显著差异？（$\alpha=0.05$）

剂量（g）	1	1.5	3	5
冠脉 血流量	6.2	6.4	2.0	0.2
	6.0	5.4	1.2	0.2
	6.8	0.8	1.7	0.5
	1.0	0.8	3.2	0.5
	6.0	1.1	0.5	0.4
	6.4	0.3	1.1	0.3
	12.0	1.0	0.5	

3.考察温度对某药得率的影响，选取5种不同温度在相同条件下进行试验，在同种温度下各做4次试验，得到的该药得率如下表所示。

温度（0℃）	60	65	70	75	80
得率（%）	86	80	83	76	96
	89	83	90	81	93
	91	88	94	84	95
	90	84	85	82	94
平均得率（%）	89	83.75	88	80.75	94.5

问题：如何考察不同温度下该药的平均得率是否不同，即温度对该药的得率是否有显著影响？

（陈晓燕）

第七章　相关分析与回归分析

学习目标

1.重点掌握相关系数的计算方法和意义。

2.学会相关分析与回归分析基本思想和基本概念。

3.技能要求：学会用Excel进行相关系数计算和一元线性回归分析。

案例资料

案例7.1-1：英国著名统计学家K.Pearson（1857—1936）收集了父亲身高（X）与儿子身高（Y）的大量资料，其中10对数据资料如表7.1-1所示。

表 7.1-1　父亲与儿子的身高资料

X (cm)	152.4	157.5	162.6	165.1	167.7	170.2	172.7	177.8	182.9	187.9
Y (cm)	161.5	165.6	167.6	166.4	169.9	170.4	171.2	173.5	178	177.8

显然儿子身高（Y）与父亲身高（X）形成一定的相关关系。

问题：（1）如何用图形来直观反映儿子身高与父亲身高之间的相关关系？

（2）如何用统计指标来衡量儿子身高与父亲身高的线性相关程度？

第一节　相关分析

在医药研究中我们常要分析变量间的关系，如药物浓度与时间、年龄与血压等。变量之间的关系可分为确定性的和非确定性的两大类。确定性关系就是可以用函数来表示的变量间关系。例如，圆周长 L 与直径 D 之间一一对应的确定性关系，即可由其函数关系式：$L=\pi D$ 给出。但更常见的变量间关系表现出某种不确定性。例如，人的血压 Y 与年龄 x 的关系。一般说来，年龄愈大的人，血压愈高，表明两者之间确实存在着某种关系，但显然不是函数关系，因为相同年龄的人血压可以不同；而血压相同的人其年龄也不尽相同。又如某种农作物亩产量Y与某种肥料的施肥量X间的关系。在一些主要条件如土壤的肥沃程度、水利灌溉、种子品种等基本相同的情况下，施肥量相同，亩产量可以不同，但亩产量与施肥量有一定联系。我们称这种既有关联又不存在确定性的关系为相关关系。显然，相关关系不能用精确的函数关系式来表示，但具有一定的统计规律。

1.变量之间的关系

确定性的关系——函数关系

非确定性关系——相关关系

对于两个变量间的相关关系，可以通过散点图作初步的定性分析。如图7.1–1所示。

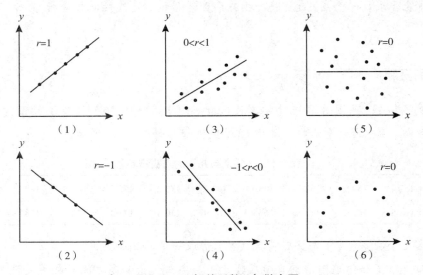

图7.1–1 相关系数 r 与散点图

当散点图中的点形成直线趋势时，表明变量X与Y之间存在一定的线性关系，则称X与Y线性相关，否则称为非线性相关。

相关系数r主要用来判断总体变量X与Y之间线性相关的密切程度：$|r|$的值越大，越接近于1，总体变量X与Y之间线性相关程度就越高；反之，$|r|$的值越小，越接近于0，表明总体变量X与Y之间线性相关程度就越低。

（1）$|r|=1$，称变量X与Y完全线性相关，此时，散点图中所有对应的点在同一条直线上。

（2）$0<|r|<1$，表示变量X与Y间存在一定的线性相关关系。若$r>0$，表示X增大时Y增大的趋势，称变量X与Y正相关；如$r<0$，表示X增大时Y有减小的趋势，称变量X与Y负

相关。

（3）$r=0$，称X与Y不相关表示变量X与Y之间不存在线性相关关系。

注意，$r=0$只表示变量之间无线性相关关系，而不能说明变量之间是否有非线性关系。

2.相关系数显著性检验

（1）建立假设H_0：$\rho=0$（X与Y不相关），H_2：$\rho\neq 0$。

（2）计算样本相关系数r的值。

（3）对给定的显著水平α，自由度为$n-2$，由相关系数检验表（附表9），得临界值$r_{\frac{\alpha}{2}}(n-2)$。

（4）统计判断：当$|r|>r_{\frac{\alpha}{2}}(n-2)$，拒绝$H_0$，说明两总体间的线性相关性显著；否则接受$H_0$，认为两总体间的线性相关性不显著。

◆任务：画散点图和计算相关系数

1.利用Excel的制作散点图和相关系数计算的操作步骤

（1）分别输入两组数。

（2）选择两组数，分别点击菜单"插入""散点图"，初步生成散点图（图7.1-2）。

（3）分别点击菜单"数据"—"数据分析"—"相关系数"—"确定"，出现计算结果（图7.1-2）。

2.对案例7.1-1中的数据处理

（1）试画出儿子身高Y与父亲身高X的散点图（图7.1-2）。

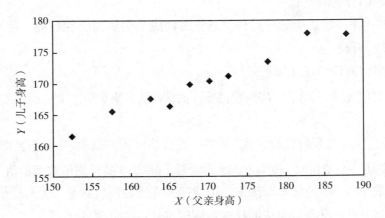

图 7.1-2　儿子身高 Y 与父亲身高 X 的散点图

由上图知，儿子身高Y与父亲身高X的散点呈较为明显的线性趋势。

（2）从图7.1-3中得出相关系数r的结果。

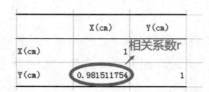

图 7.1–3 在 Excel 中数据分析——相关系数的结果图

视频 7–1 任务一 散点图和相关系数的计算操作

据上图数据，得到相关系数：$r=0.98$。

第二节 回归分析

◆ 任务一：回归分析的知识学习

回归分析则是研究具有相关关系的变量之间的数量关系式的统计方法，它利用变量的观测数据来确定这些变量之间的数学表达式（称为回归方程式），以定量地反映它们之间相互依存关系。同时还可分析判断所建立的回归方程式的有效性，从而进行有关预测或估计。在具有相关关系的变量中，通常是某个（或某些）变量的变动影响另一个变量的变动。在回归分析中，我们将受其他变量影响的变量（如血压）称为因变量或响应变量，记为 Y；而将影响因变量的变量（如年龄）称为自变量（记为 X）。只有一个自变量的回归分析，称为一元回归分析。多于一个自变量的回归分析，称为多元回归分析。当 Y 与 X 存在直线关系时，称为线性回归分析，否则称为非线性回归分析。本节只讨论一元线性回归分析，它是各类回归分析的基础。

如上案例 7.1–1，如果儿子身高与父亲身高构成了明显的线性趋势，可否建立反映其线性趋势的直线方程？

一元线性回归方程的建立如下。

若以 x 表示自变量的实际值，$\hat{y}$ 表示因变量 y 的估计值，则 y 关于 x 的一元线性回归方程为：

$$\hat{y} = a + bx$$

它也是描述 y 与 x 关系的经验公式，其中 a 是直线方程的**截距**，b 称为 y 关于 X 的**回归系数**，表示 x 每变动一个单位时，影响 $\hat{y}$ 变动的数量。$\hat{y}$ 称为 Y 的预测值或回归值。

由成对变量（x，y）的样本观测值去构建回归直线方程应满足：①两变量 x 与 y 之间确实存在直线相关关系；②变量对应的样本观测值应具备一定数量。

◆ 任务得出回归方程并检验

（一）利用 Excel 进行回归分析

操作步骤如下。

1.输入**两列数据**。

2.选定两列数据，在菜单中选取"数据"－"数据分析"－"回归"，点击"确定"。

3.在"回归"对话框中填好相应的参数，确定。

以案例7.1–1为例，预先把两行数据复制后，转置粘贴（确保两组数据按竖列放置），在"回归"对话框中输入有关参数后，得图7.2–1结果。

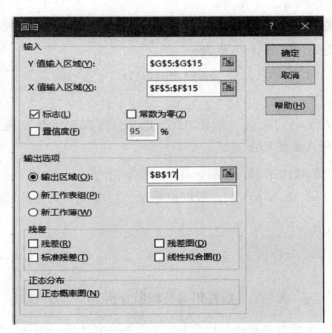

图7.2–1　在 Excel 中数据分析——回归的对话框图

4.得出结果：如图7.2–2所示。

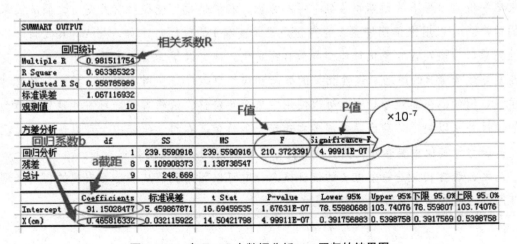

图7.2–2　在 Excel 中数据分析——回归的结果图

注：①两组数据一定要按"列"输入；②表格中没有临界值，只有概率P值。临界值可用F_α=Finv（α，1，n–2）来计算。

（二）回归显著性的F检验法的主要步骤

（1）建立原假设H_0：$\beta=0$（回归方程不显著），H_1：$\beta\neq0$（回归方程显著）。

（2）根据"回归分析表"的结果。

（3）由F值与临界值$F\alpha$（1，n–2），对回归方程的显著性作出统计判断。

如上图7.2–2，得出回归方程为：

$$\hat{y} = 91.15 + 0.47x$$

检验结论如下。

分析1：因为P值$=5\times10^{-7}$，一般$\alpha=0.05$，P$<\alpha$，所以拒绝H_0，接受H_1，认为此回归方程式是显著的。

分析2：因为F值=210.3723，一般$\alpha=0.05$，临界值F_α=Finv（α，1，n–2）= Finv（0.05，1，8）=5.32，F值$>F_\alpha$，所以拒绝H_0，接受H_1，认为此回归方程式是显著的。

视频 7–2 任务二 回归分析

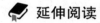

📖 **延伸阅读** ---

线性相关与回归分析

线性相关常被用于回归分析，以确定某个变量的变化速度，并用来预测另一个变量将来的变化情况。例如，两个变量A和B可能表示销售额和价格。利用线性回归模型，可以计算出当价格升高一个单位时，销售额会相应上升多少，进而使用该数字进行预测，即在未来某一价格水平下的预期销售额。另一方面，相关性也可能提供有关变量之间的因果关系的信息。可以用来证明变量X的变化是否是变量Y的原因。比如，当A和B之间存在负线性关系时，表明A的变化可能会导致B的变化，这可以帮助研究者推断出变量A的变化可能是导致变量B的原因。线性相关的概念和应用可以广泛应用于商业、科学、教育和各种学科。例如，在商业分析中，可以使用它来确定价格，消费者偏好习惯和消费者行为之间的线性关系以决定某项商品或服务在市场上的价值。在科学研究中，可以使用它来测量温度，压力和其他重要参数之间的线性关系，以获得更多的实验数据支持。

总之，线性相关是一个重要的统计概念，它可以帮助我们从一个更宏观的视角来理解总体问题，并有助于解释和预测变量之间的线性关系。

参考答案

目标检测

一、填空题

1.线性相关系数等于0，则称两变量之间_____；线性相关系数等于1，则称量变量之间_____；线性相关系数等于−1；则称两变量之间_____。

2.一元线性回归方程的显著性检验F检验中，当检验概率值P_____α时，或F值_____F_α（1，$n-2$），（填>；<；=），表示线性回归方程为显著的。（$\alpha = 0.05$）

3.设一元回归方程为$\hat{y} = 3 + 0.2x$中，回归系数是_____；截距是_____。

4.利用Excel进行一元线性回归分析中，在数据分析——"回归"对话框中输入两组数据要在工作表中_____放置。

二、单项选择题

1.以回归方程$y = a + bx$作相关分析与回归分析，关于相关系数r和回归系数b，下列结论更合理的是（　　）

　　A. $r > 0$时$b > 0$　　　　B. $r > 0$时$b < 0$　　　　C. $r = 1$时$b > 0$　　　　D. $r = 1$时$b = 1$

2.设某大学的女生体重y（单位：kg）与身高x（单位：cm）具有线性相关关系，根据一组样本数据（x_i，y_i）（$i = 1, 2, \cdots, n$），得回归方程为$\hat{y} = 0.85x - 85.71$，则下列结论中不正确的是（　　）

　　A. y与x具有正的线性相关关系

　　B. 回归直线过样本点的中心（$\bar{x}$，$\bar{y}$）

　　C. 若该大学某女生身高增加1cm，则其体重平均增加0.85kg

　　D. 若该大学某女生身高为170cm，则可断定其体重必为58.79kg

三、操作练习题

1.案例7.1–1父子身高相关分析（见表7.1–1资料）。

2.案例7.1–1父子身高的回归分析。

3.（案例7.1–2药物评价）在开发一种抗过敏新药时，要对不同剂量的药效进行试验。10名患者各服用该新药一个特定剂量，药物作用消失时记录其天数，试验数据如下表所示。其中X是剂量，Y是症状持续消除的日数。

患者编号	剂量 X（mg）	日数 Y（d）
1	3	9
2	3	5
3	4	12
4	5	9
5	6	14
6	6	16
7	7	22
8	8	18
9	8	24
10	9	22
合计	59	151

（1）画出剂量 X 与日数 Y 的散点图。

（2）计算相关系数 r。

（3）求症状持续消除的日数 Y 对剂量 X 的线性回归方程。

（4）用 F 检验法检验 Y 对 X 的线性回归方程的显著性（$\alpha=0.05$）。

4.用分光光度法测定亚铁离子含量的工作曲线，测定亚铁不同浓度标准溶液的吸光度如下。

c（10^{-5}mol/L）	1	2	3	4	6	8
A	0.114	0.212	0.335	0.434	0.67	0.868

（1）画出散点图。

（2）计算相关系数。

（3）列出线性回归方程。

（4）检验线性回归方程的显著性（$\alpha=0.05$）。

5.研究城市肺癌标化死亡率与苯并芘含量的关系

城市编号	1	2	3	4	5	6	7	8
肺癌标化死亡率	5.6	18.5	16.2	11.4	13.8	8.13	18	12.1
苯并芘含量	0.05	1.17	1.05	0.1	0.75	0.5	0.65	1.2

（1）作散点图。

（2）求两者的相关系数。

（吴柏雄）

第八章 正交试验设计与分析

学习目标

1.重点掌握用直观分析法对正交设计试验结果进行正交分析。

2.学会正交试验设计的基本思想和原理。

3.技能要求：利用正交表进行正交试验设计，并用直观分析法对正交设计试验结果进行正交分析。

案例资料

案例8.1–1：某药厂为了考察影响某种化工产品的转化率的因素，根据经验选择了3个相关因素：反应温度（A）、反应时间（B）和用碱量（C），每个因素取3个水平，分别用A_1、A_2、A_3，B_1、B_2、B_3，C_1、C_2、C_3表示，如表8.1–1所示。

表 8.1–1 某种化工产品的在不同因素不同水平下的转化率数据

因素水平	反应温度A（℃）	反应时间B（m）	加碱量C（kg）
1	75	60	25
2	85	120	35
3	95	180	50

问题：（1）如何科学合理安排试验，使得只需进行较少次数的试验来求出该化工产品转化率的最优试验条件。

（2）确定各因素对该化工产品转化率影响的主次。

科学的试验设计是科研工作中的第一步基本而又极其重要的工序，是进行科学试验和数据统计分析的先决条件，是获得预期结果的重要保证。试验设计的好坏将直接影响科学研究质量甚至全局成败。

一、试验设计概论

试验设计是一门研究如何进行科学试验的设计实施、数据收集、结果分析、结论推断的科学，即研究如何应用统计方法去科学合理地安排试验，从而以较少的试验达到最佳的试验效果，并能严格控制试验误差，有效地分析试验数据的理论与方法。

试验设计起源于20世纪初的英国，最早是由英国著名统计学家费希尔（R.A.Fisher）提出，并用来解决农田试验中如"最佳肥料"的依据等农业生产问题，现已广泛应用于医药、农业、工业等试验科学领域，成为数理统计中内容十分丰富的重要分支。

任何试验都包含三个基本要素：试验对象、试验因素、试验效应（指标）。试验设计的基本原则：随机化、重复、局部控制。

随机化是指在对试验单位进行分组时必须使用随机的方法，使试验单位进入各试验组的机会相等，以避免试验单位分组时受试验人员主观倾向的影响。

重复是指试验中同一处理实施在两个或两个以上的试验单位上。设置重复的主要作用在于估计试验误差。

局部控制是指在试验时采取一定的技术措施或方法来控制或降低非试验因素对试验结果的影响。

二、正交试验设计

正交试验设计，简称正交设计，是一种科学地安排与分析多因素试验的试验设计法，它通过利用现成的正交表来选出代表性较强的少数试验条件，并合理安排试验，进而推断出最优试验条件或生产工艺。

正交设计的特点是设计简明，计算方便，并可大幅度减少试验次数。例如，对5因素4水平问题，如果不考虑因素间的交互作用，选用相应正交表L_{18}（4^5）进行正交试验设计，只需作18次试验，比全面试验要减少1000多次试验。

三、正交表

1.正交表是一种现成的规格化的表，它能够使每次试验的因素及水平得到合理的安排，是正交试验设计的基本工具。（见常用正交附表10），如表8.1–2为正交表L_9（3^4）。

表 8.1–2 正交表 L_9（3^4）

试验号	列号			
	1	2	3	4
1	1	1	1	1
2	1	2	2	2
3	1	3	3	3
4	2	1	2	3
5	2	2	3	1
6	2	3	1	2
7	3	1	3	2
8	3	2	1	3
9	3	3	2	1

正交表符号 L_9（3^4）的含义，如图 8.1–1 所示。

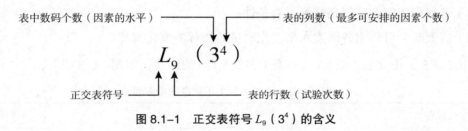

图 8.1–1 正交表符号 L_9（3^4）的含义

例如：设计一个三因素、3水平的试验。

A 因素，设 A_1、A_2、A_3 3个水平；

B 因素，设 B_1、B_2、B_3 3个水平；

C 因素，设 C_1、C_2、C_3 3个水平。

各因素的水平之间全部可能组合有27种。全面试验：可以分析各因素的效应，交互作用，也可选出最优水平组合。但全面试验包含的水平组合数较多工作量大，在有些情况下无法完成。若试验的主要目的是寻求最优水平组合，则可利用正交表来设计安排试验。

2.正交表的特点

（1）表中每一列包含的不同数码的个数相同。如在 L_9（3^4）表中的每一列中数码1、2、3都出现3次，这表明正交表具有均衡分散性。

（2）表中任意两列横向各种数码搭配出现的次数都相同。如在 L_9（3^4）表的任意两列中，横向各可能数对都出现一次。这表明正交表具有整齐可比性，也称为正交性。

3.正交设计的基本步骤

（1）由试验目的确定试验指标，选定因素和水平。

（2）选用正交表，作表头设计。

（3）按正交表的安排方案进行试验，并将结果记在表中最后一列。

（4）试验结果的直观分析。就是对数据进行有关统计分析，得到相应结果（最优试验条件或进一步试验方案等）。

◆ 任务：得出最优试验条件，并确定各因素影响的主次

如上案例8.1-1

问题：（1）如何科学合理安排试验，使得只需进行较少次数的试验来求出该化工产品转化率的最优试验条件。

（2）确定各因素对该化工产品转化率影响的主次。

1.计算过程

（1）计算每个因素各水平的试验结果平均值。

（2）求出极差R，确定因素的主次。

（3）选取最优组合，得到最优试验条件。

（4）需要时，可作出各因素水平变化时试验指标的变化规律。

5.用 $L_9(3^4)$ 正交表（表8.1-2）安排案例8.1-1的试验，如图8.1-2结果。

表 8.1–3　用 $L_9(3^4)$ 正交表安排实验

	列号	1	2	3	4
	因素	A（温度）	B（时间）	C（加碱量）	
	1	1（75℃）	1（60min）	1（25kg）	1
	2	1	2（120min）	2（35kg）	2
	3	1	3（180min）	3（50kg）	3
试	4	2（85℃）	1	2	3
验	5	2	2	3	1
号	6	2	3	1	2
	7	3（95℃）	1	3	2
	8	3	2	1	3
	9	3	3	2	1

6. 直观分析计算结果图表（图8.1-2）

列号		1	2	3	4	试验结果
因素		A（温度）	B（时间）	C（加碱量）		转化率 y_i
试验号	1	1	1	1	1	34
	2	1	2	2	2	57
	3	1	3	3	3	41
	4	2	1	2	3	56
	5	2	2	3	1	42
	6	2	3	1	2	45
	7	3	1	3	2	60
	8	3	2	1	3	65
	9	3	3	2	1	67
$\overline{K}_1$		44	50	48	47.7	
$\overline{K}_2$		47.7	54.7	60	54	
$\overline{K}_3$		64	51	47.7	54	
R		20	4.7	12.3	6.3	

图 8.1-2 直观分析计算结果图表

A: $k_1=(34+57+41)/3=44$
   $k_2=(56+42+45)/3=47.7$
   $K_3=(60+65+67)/3=64$

B: $k_1=(34+56+60)/3=50$
   $k_2=(57+42+65)/3=54.7$
   $K_3=(41+45+67)/3=51$

C: $k_1=(34+45+65)/3=48$
   $k_2=(57+56+67)/3=60$
   $k_3=(41+42+60)/3=47.7$

D: $k_1=(34+42+67)/3=47.7$
   $k_2=(57+45+60)/3=54$
   $K_3=(41+56+65)/3=54$

7. 极差的意义

各个因素的平均收率的差异是由该因素列的不同水平所引起的，而极差的大小就表明该因素对实验结果影响的大小，故各因素极差的大小就决定了实验中各因素的主次。小于空列的极差代表该因素影响得不显著。（如果空列的极差较大，可能因素之间有交互作用，检验显著性暂时不学习。）

在本例中，由上表的极差 R 值知，A 因素（R=20）为主要因素，C 因素（R=12.3）次之，B 因素（R=4.7）是次要因素，即各因素的主次顺序（主→次）为：A→C→B。

如果要大致考虑各因素对试验指标影响的显著性，则在正交表中必须有未排因素的列（称为空列）。如在本例中，空列第4列的极差 R_4=6.3，其值大致反应了试验误差。故因素 A、C 的影响是显著的，B 因素不显著。每个因素都取其试验平均值最好的水平，简单组合起来就得到最优试验条件。故最优试验条件为：A_3，B_2，C_2，即反应温度95℃、反应时间120分钟、加碱量为35kg。

以因素为横坐标；不同水平为纵坐标，得出三个因素与试验指标间的变化关系，如图8.1-3所示折线图。

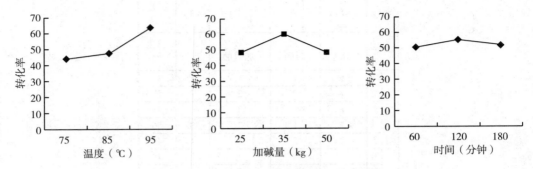

图 8.1-3　因素的变化对试验结果的影响

从折线图看到：温度超过85℃转化率还会不断上升；试验时间超过120分钟，转化率就会下降；加碱量超过35kg，转化率就会下降。为了得到更好的转化率，温度可以继续上升，试验时间不要超过120分钟，加碱量不要超过35kg。这为我们制定进一步试验方案指明了方向。

正交试验设计与直观分析的内容还有很多，这里只是刚起步，大家有需要可以查阅更高层次的教材。

视频 8-1　任务一 得出最优试验条件，并确定各因素影响的主次

📖 **延伸阅读** -

中国的试验设计

60末期代，华罗庚教授在我国倡导与普及的"优选法"，如黄金分割法、分数法和斐波那契数列法等。数理统计学者在工业部门中普及"正交设计"法。70年代中期，优选法在全国各行各业取得明显成效。1978年，七机部由于导弹设计的要求，提出了一个五因素的试验，希望每个因素的水平数要多于10，而试验总数又不超过50，显然优选法和正交设计都不能用，随后，方开泰教授（中国科学院应用数学研究所）和王元院士提出"均匀设计"法，这一方法在导弹设计中取得了成效。党的二十大报告指出，我国基础研究和原始创新不断加强，一些关键核心技术实现突破，战略性新兴产业发展壮大，载人航天、探月探火、深海深地探测、超级计算机、卫星导航、量子信息、核电技术、新能源技术、大飞机制造、生物医药等取得重大成果，进入创新型国家行列。我们要从医学基础研究入手，扎扎实实打好医学科学基础，从人民群众健康的切实需求出发，扎实推进临床应用基础研究水平与科技成果转化，为健康中国建设贡献中医药力量。

- -

参考答案

目标检测

一、填空题

1. 正交试验具有_____和_____的特征。

2. 在正交试验中，若选用正交表 L_{32}（4^9），则共需进行_____次试验，最多可以安排_____个水平的因素。

3. 用 L_9（3^4）正交表安排试验，如果A因素对应各水平的 $\bar{k}_1=22$，$\bar{k}_2=11$，$\bar{k}_3=18$，则A因素的极差 $R_A=$_____。

4. 对因素A、B、C、D用 L_9（3^4）正交表安排试验，用直观分析法对试验结果进行正交分析和计算，所得因素A、B、C、D的极差分别为：$R_A=57$，$R_B=12$，$R_C=76$，$R_D=7$，则各因素对试验结果的影响从大到小的次序分别是_____。

二、操作练习题

1. 案例8.1–1 某药厂为了考察影响某种化工产品的转化率的因素，根据经验选择了3个相关因素：反应温度（A）、反应时间（B）和用碱量（C），每个因素取3个水平，分别用 A_1、A_2、A_3，B_1、B_2、B_3，C_1、C_2、C_3 表示，列表见电子文件。问题：（1）确定最优试验条件；（2）确定各因素对该化工产品转化率影响的主次。

2. 为提高药收率，考虑A、B、C、D四个因素，试判断因素的主次顺序，并求出最优方案。

因素 试验次数	A	B	C	D	试验结果 收率
1	1	1	1	1	51
2	1	2	2	2	71
3	1	3	3	3	58
4	2	1	2	3	82
5	2	2	2	1	69
6	2	3	1	2	59
7	3	1	3	2	77
8	3	2	1	3	85
9	3	3	2	1	84

3. 根据A、B、C、D四个因素的试验数据，试判断因素的主次顺序，并求出最优方案。数据列表见电子文件。

列号	1	2	3	4	试验结果
因素	A	B	C	D	收率
1	1	1	1	1	34
2	1	2	2	2	57
3	1	3	3	3	41
4	2	1	2	3	56
5	2	2	3	1	42
6	2	3	1	2	45
7	3	1	3	2	60
8	3	2	1	3	65
9	3	3	2	1	67

4. 根据甲、乙、丙、丁四个因素的试验数据，试判断因素的主次顺序，并求出最优方案。数据列表见电子文件。

列号	1	2	3	4	试验结果
因素	甲	乙	丙	丁	收率
1	1	1	1	1	40.9
2	1	2	2	2	58.2
3	1	3	3	3	71.6
4	2	1	2	3	40
5	2	2	3	1	73.7
6	2	3	1	2	39
7	3	1	3	2	62.1
8	3	2	1	3	43.2
9	3	3	2	1	57

（吴柏雄）

附 录

附表 1　二项分布表

$$P\{X \geqslant k\} = \sum_{i=k}^{n} C_n^i p^i (1-p)^{n-i}$$

n	k	p									
		0.01	0.02	0.04	0.06	0.08	0.1	0.2	0.3	0.4	0.5
5	5	.000 000	.000 000	.000 000	.000 001	.000 003	.000 010	.000 320	.002 430	.010 240	.031 250
	4	.000 000	.000 001	.000 012	.000 062	.000 192	.000 460	.006 720	.030 780	.087 040	.187 500
	3	.000 010	.000 078	.000 602	.001 970	.004 525	.008 560	.057 920	.163 080	.317 440	.500 000
	2	.000 980	.003 842	.014 758	.031 871	.054 361	.081 460	.262 720	.471 780	.663 040	.812 500
	1	.049 010	.096 079	.184 627	.266 096	.340 918	.409 510	.672 320	.831 930	.922 240	.968 750
10	10			.000 000	.000 000	.000 000	.000 000	.000 000	.000 006	.000 105	.000 977
	9		.000 000	.000 000	.000 000	.000 000	.000 000	.000 004	.000 144	.001 678	.010 742
	8	.000 000	.000 000	.000 000	.000 000	.000 000	.000 000	.000 078	.001 590	.012 295	.054 688
	7	.000 000	.000 000	.000 000	.000 000	.000 000	.000 009	.000 864	.010 592	.054 762	.171 875
	6	.000 000	.000 000	.000 001	.000 008	.000 041	.000 147	.006 369	.047 349	.166 239	.376 953
	5	.000 000	.000 001	.000 022	.000 152	.000 586	.001 635	.032 793	.150 268	.366 897	.623 047
	4	.000 002	.000 031	.000 443	.002 029	.005 801	.012 795	.120 874	.350 389	.617 719	.828 125
	3	.000 114	.000 864	.006 214	.018 838	.040 075	.070 191	.322 200	.617 217	.832 710	.945 313
	2	.004 266	.016 178	.058 154	.117 588	.187 882	.263 901	.624 190	.850 692	.953 643	.989 258
	1	.095 618	.182 927	.335 167	.461 385	.565 612	.651 322	.892 626	.971 752	.993 953	.999 023
15	15							.000 000	.000 000	.000 001	.000 031
	14					.000 000	.000 000	.000 000	.000 001	.000 025	.000 488
	13			.000 000	.000 000	.000 000	.000 000	.000 000	.000 009	.000 279	.003 693
	12			.000 000	.000 000	.000 000	.000 000	.000 001	.000 092	.001 928	.017 578
	11			.000 000	.000 000	.000 000	.000 000	.000 012	.000 672	.009 348	.059 235
	10		.000 000	.000 000	.000 000	.000 000	.000 000	.000 113	.003 653	.033 833	.150 879
	9	.000 000	.000 000	.000 000	.000 000	.000 000	.000 003	.000 785	.015 243	.095 047	.303 619
	8	.000 000	.000 000	.000 000	.000 001	.000 006	.000 034	.004 240	.050 013	.213 103	.500 000
	7	.000 000	.000 000	.000 001	.000 012	.000 076	.000 311	.018 059	.131 143	.390 187	.696 381
	6	.000 000	.000 000	.000 015	.000 146	.000 695	.002 250	.061 051	.278 379	.596 784	.849 121
	5	.000 000	.000 008	.000 219	.001 403	.004 970	.012 720	.164 234	.484 509	.782 722	.940 765
	4	.000 012	.000 183	.002 450	.010 360	.027 314	.055 556	.351 838	.703 132	.909 498	.982 422
	3	.000 416	.003 039	.020 292	.057 133	.112 965	.184 061	.601 977	.873 172	.972 886	.996 307
	2	.009 630	.035 338	.119 110	.226 237	.340 271	.450 957	.832 874	.964 732	.994 828	.999 512
	1	.139 942	.261 431	.457 914	.604 708	.713 703	.794 109	.964 816	.995 252	.999 530	.999 969

续表

n	k	0.01	0.02	0.04	0.06	0.08	0.1	0.2	0.3	0.4	0.5
								p			
20	20							.000 000	.000 000	.000 000	.000 001
	19							.000 000	.000 000	.000 000	.000 020
	18							.000 000	.000 000	.000 005	.000 201
	17						.000 000	.000 000	.000 001	.000 047	.001 288
	16					.000 000	.000 000	.000 000	.000 006	.000 317	.005 909
	15				.000 000	.000 000	.000 000	.000 000	.000 043	.001 612	.020 695
	14				.000 000	.000 000	.000 000	.000 002	.000 261	.006 466	.057 659
	13			.000 000	.000 000	.000 000	.000 000	.000 015	.001 279	.021 029	.131 588
	12			.000 000	.000 000	.000 000	.000 000	.000 102	.005 138	.056 526	.251 722
	11		.000 000	.000 000	.000 000	.000 000	.000 001	.000 563	.017 145	.127 521	.411 901
	10		.000 000	.000 000	.000 000	.000 001	.000 007	.002 595	.047 962	.244 663	.588 099
	9	.000 000	.000 000	.000 000	.000 001	.000 010	.000 060	.009 982	.113 331	.404 401	.748 278
	8	.000 000	.000 000	.000 001	.000 011	.000 088	.000 416	.032 143	.227 728	.584 107	.868 412
	7	.000 000	.000 000	.000 008	.000 108	.000 638	.002 386	.086 693	.391 990	.749 989	.942 341
	6	.000 000	.000 002	.000 098	.000 869	.003 799	.011 253	.195 792	.583 629	.874 401	.979 305
	5	.000 001	.000 039	.000 958	.005 634	.018 344	.043 174	.370 352	.762 492	.949 048	.994 091
	4	.000 043	.000 600	.007 413	.028 966	.070 615	.132 953	.588 551	.892 913	.984 039	.998 712
	3	.001 004	.007 069	.043 863	.114 972	.212 054	.323 073	.793 915	.964 517	.996 389	.999 799
	2	.016 859	.059 899	.189 662	.339 545	.483 144	.608 253	.930 825	.992 363	.999 476	.999 980
	1	.182 093	.332 392	.557 998	.709 894	.811 307	.878 423	.988 471	.999 202	.999 963	.999 999
25	25								.000 000	.000 000	.000 000
	24								.000 000	.000 000	.000 001
	23							.000 000	.000 000	.000 000	.000 010
	22							.000 000	.000 000	.000 001	.000 078
	21							.000 000	.000 000	.000 008	.000 455
	20							.000 000	.000 000	.000 054	.002 039
	19						.000 000	.000 000	.000 003	.000 281	.007 317
	18					.000 000	.000 000	.000 000	.000 018	.001 205	.021 643
	17					.000 000	.000 000	.000 000	.000 099	.004 326	.053 876
	16				.000 000	.000 000	.000 000	.000 002	.000 454	.013 169	.114 761
	15			.000 000	.000 000	.000 000	.000 000	.000 014	.001 778	.034 392	.212 178
	14			.000 000	.000 000	.000 000	.000 000	.000 076	.005 994	.077 801	.345 019
	13			.000 000	.000 000	.000 000	.000 000	.000 369	.017 470	.153 768	.500 000
	12		.000 000	.000 000	.000 000	.000 000	.000 001	.001 540	.044 246	.267 718	.654 981
	11		.000 000	.000 000	.000 000	.000 001	.000 012	.005 555	.097 800	.414 225	.787 822
	10	.000 000	.000 000	.000 000	.000 001	.000 011	.000 079	.017 332	.189 436	.575 383	.885 239
	9	.000 000	.000 000	.000 000	.000 009	.000 084	.000 458	.046 774	.323 072	.726 469	.946 124
	8	.000 000	.000 000	.000 004	.000 072	.000 523	.002 261	.109 123	.488 151	.846 448	.978 357
	7	.000 000	.000 000	.000 042	.000 514	.002 771	.009 476	.219 965	.659 345	.926 435	.992 683
	6	.000 000	.000 008	.000 376	.003 064	.012 293	.033 400	.383 311	.806 512	.970 638	.997 961

n	k	0.01	0.02	0.04	0.06	0.08	0.1	0.2	0.3	0.4	0.5
25	5	.000 004	.000 122	.002 780	.015 049	.045 144	.097 994	.579 326	.909 528	.990 529	.999 545
	4	.000 107	.001 446	.016 522	.059 757	.135 092	.236 409	.766 007	.966 759	.997 633	.999 922
	3	.001 951	.013 243	.076 483	.187 105	.323 167	.462 906	.901 775	.991 039	.999 571	.999 990
	2	.025 759	.088 645	.264 190	.447 340	.605 279	.728 794	.972 610	.998 429	.999 950	.999 999
	1	.222 179	.396 535	.639 603	.787 090	.875 636	.928 210	.996 222	.999 866	.999 997	1.000 000
30	30									.000 000	.000 000
	29								.000 000	.000 000	.000 000
	28								.000 000	.000 000	.000 000
	27								.000 000	.000 000	.000 004
	26							.000 000	.000 000	.000 000	.000 030
	25							.000 000	.000 000	.000 001	.000 162
	24							.000 000	.000 000	.000 009	.000 715
	23							.000 000	.000 000	.000 049	.002 611
	22							.000 000	.000 001	.000 222	.008 062
	21						.000 000	.000 000	.000 007	.000 856	.021 387
	20						.000 000	.000 000	.000 037	.002 854	.049 369
	19					.000 000	.000 000	.000 000	.000 162	.008 302	.100 244
	18				.000 000	.000 000	.000 000	.000 002	.000 626	.021 240	.180 797
	17				.000 000	.000 000	.000 000	.000 010	.002 125	.048 112	.292 332
	16			.000 000	.000 000	.000 000	.000 000	.000 052	.006 370	.097 057	.427 768
	15			.000 000	.000 000	.000 000	.000 000	.000 231	.016 937	.175 369	.572 232
	14			.000 000	.000 000	.000 000	.000 000	.000 902	.040 053	.285 496	.707 668
	13		.000 000	.000 000	.000 000	.000 000	.000 002	.003 111	.084 470	.421 534	.819 203
	12		.000 000	.000 000	.000 000	.000 002	.000 015	.009 493	.159 322	.568 910	.899 756
	11	.000 000	.000 000	.000 000	.000 001	.000 011	.000 089	.025 616	.269 630	.708 528	.950 631
	10	.000 000	.000 000	.000 000	.000 006	.000 072	.000 454	.061 087	.411 191	.823 714	.978 613
	9	.000 000	.000 000	.000 002	.000 045	.000 405	.002 020	.128 651	.568 482	.905 989	.991 938
	8	.000 000	.000 000	.000 017	.000 297	.001 974	.007 784	.239 209	.718 623	.956 476	.997 389
	7	.000 000	.000 002	.000 148	.001 670	.008 247	.025 827	.393 030	.840 477	.982 817	.999 285
	6	.000 000	.000 025	.001 061	.007 945	.029 288	.073 190	.572 488	.923 405	.994 341	.999 838
	5	.000 012	.000 300	.006 320	.031 538	.087 362	.175 495	.744 767	.969 845	.998 490	.999 970
	4	.000 223	.002 893	.030 593	.102 620	.215 794	.352 561	.877 289	.990 683	.999 687	.999 996
	3	.003 318	.021 718	.116 897	.267 600	.434 604	.588 649	.955 821	.997 887	.999 953	1.000 000
	2	.036 148	.120 546	.338 820	.544 532	.704 209	.816 305	.989 478	.999 688	.999 995	1.000 000
	1	.260 300	.454 516	.706 142	.843 744	.918 034	.957 609	.998 762	.999 977	1.000 000	1.000 000

附表 2　泊松分布表

$$P\{X \geqslant c\} = \sum_{k=c}^{+\infty} \frac{\lambda^k}{k!} e^{-\lambda}$$

c	λ								
	0.01	0.05	0.10	0.15	0.20	0.25	0.30	0.40	0.50
0	1.0000 000	1.0000 000	1.0000 000	1.0000 000	1.0000 000	1.0000 000	1.0000 000	1.0000 000	1.0000 000
1	.0099 502	.0487 706	.0951 626	.1392 920	.1812 692	.2211 992	.2591 818	.3296 800	.3934 693
2	.0000 497	.0012 091	.0046 788	.0101 858	.0175 231	.0264 990	.0369 363	.0615 519	.0902 040
3	.0000 002	.0000 201	.0001 547	.0005 029	.0011 485	.0021 615	.0035 995	.0079 263	.0143 877
4		.0000 003	.0000 038	.0000 187	.0000 568	.0001 334	.0002 658	.0007 763	.0017 516
5			.0000 006	.0000 023	.0000 066	.0000 158	.0000 612	.0001 721
6						.0000 003	.0000 008	.0000 040	.0000 142
7								.0000 002	.0000 010

c	λ								
	0.60	0.70	0.80	0.90	1.00	1.10	1.20	1.30	1.40
0	1.000 000	1.000 000	1.000 000	1.000 000	1.000 000	1.000 000	1.000 000	1.000 000	1.000 000
1	.451 188	.503 415	.550 671	.593 430	.632 121	.667 129	.698 806	.727 468	.753 403
2	.121 901	.155 805	.191 208	.227 518	.264 241	.300 971	.337 373	.373 177	.408 167
3	.023 115	.034 142	.047 423	.062 857	.080 301	.099 584	.120 513	.142 888	.166 502
4	.003 358	.005 753	.009 080	.013 459	.018 988	.025 742	.033 769	.043 095	.053 725
5	.000 394	.000 786	.001 411	.002 344	.003 660	.005 435	.007 746	.010 663	.014 253
6	.000 039	.000 090	.000 184	.000 343	.000 594	.000 968	.001 500	.002 231	.003 201
7	.000 003	.000 009	.000 021	.000 043	.000 083	.000 149	.000 251	.000 404	.000 622
8	.000 000	.000 001	.000 002	.000 005	.000 010	.000 020	.000 037	.000 064	.000 107
9			.000 000	.000 000	.000 001	.000 002	.000 005	.000 009	.000 016
10					.000 000	.000 000	.000 000	.000 001	.000 001	.000 002

c	λ								
	1.50	1.60	1.70	1.80	1.90	2.00	2.50	3.00	3.50
0	1.000 000	1.000 000	1.000 000	1.000 000	1.000 000	1.000 000	1.000 000	1.000 000	1.000 000
1	.776 870	.798 103	.817 316	.834 701	.850 431	.864 665	.917 915	.950 213	.969 803
2	.442 175	.475 069	.506 754	.537 163	.566 251	.593 994	.712 703	.800 852	.864 112
3	.191 153	.216 642	.242 777	.269 379	.296 280	.323 324	.456 187	.576 810	.679 153
4	.065 642	.078 813	.093 189	.108 708	.125 298	.142 877	.242 424	.352 768	.463 367

续表

c	λ								
	1.50	1.60	1.70	1.80	1.90	2.00	2.50	3.00	3.50
5	.018 576	.023 682	.029 615	.036 407	.044 081	.052 653	.108 822	.184 737	.274 555
6	.004 456	.006 040	.007 999	.010 378	.013 219	.016 564	.042 021	.083 918	.142 386
7	.000 926	.001 336	.001 875	.002 569	.003 446	.004 534	.014 187	.033 509	.065 288
8	.000 170	.000 260	.000 388	.000 562	.000 793	.001 097	.004 247	.011 905	.026 739
9	.000 028	.000 045	.000 072	.000 110	.000 163	.000 237	.001 140	.003 803	.009 874
10	.000 004	.000 007	.000 012	.000 019	.000 030	.000 046	.000 277	.001 102	.003 315
11	.000 001	.000 001	.000 002	.000 003	.000 005	.000 008	.000 062	.000 292	.001 019
12		.000 000	.000 000	.000 000	.000 001	.000 001	.000 013	.000 071	.000 289
13					.000 000	.000 000	.000 002	.000 016	.000 076
14							.000 000	.000 003	.000 019
15								.000 001	.000 004
16								.000 000	.000 001

c	λ								
	4.00	4.50	5.00	5.50	6.00	6.50	7.00	7.50	8.00
0	1.000 000	1.000 000	1.000 000	1.000 000	1.000 000	1.000 000	1.000 000	1.000 000	1.000 000
1	.981 684	.988 891	.993 262	.995 913	.997 521	.998 497	.999 088	.999 447	.999 665
2	.908 422	.938 901	.959 572	.973 436	.982 649	.988 724	.992 705	.995 299	.996 981
3	.761 897	.826 422	.875 348	.911 624	.938 031	.956 964	.970 364	.979 743	.986 246
4	.566 530	.657 704	.734 974	.798 301	.848 796	.888 150	.918 235	.940 855	.957 620
5	.371 163	.467 896	.559 507	.642 482	.714 943	.776 328	.827 008	.867 938	.900 368
6	.214 870	.297 070	.384 039	.471 081	.554 320	.630 959	.699 292	.758 564	.808 764
7	.110 674	.168 949	.237 817	.313 964	.393 697	.473 476	.550 289	.621 845	.686 626
8	.051 134	.086 586	.133 372	.190 515	.256 020	.327 242	.401 286	.475 361	.547 039
9	.021 363	.040 257	.068 094	.105 643	.152 763	.208 427	.270 909	.338 033	.407 453
10	.008 132	.017 093	.031 828	.053 777	.083 924	.122 616	.169 504	.223 592	.283 376
11	.002 840	.006 669	.013 695	.025 251	.042 621	.066 839	.098 521	.137 762	.184 114
12	.000 915	.002 404	.005 453	.010 988	.020 092	.033 880	.053 350	.079 241	.111 924
13	.000 274	.000 805	.002 019	.004 451	.008 827	.016 027	.027 000	.042 666	.063 797
14	.000 076	.000 252	.000 698	.001 685	.003 628	.007 100	.012 811	.021 565	.034 181
15	.000 020	.000 074	.000 226	.000 599	.001 400	.002 956	.005 717	.010 260	.017 257
16	.000 005	.000 020	.000 069	.000 200	.000 509	.001 160	.002 407	.004 608	.008 231
17	.000 001	.000 005	.000 020	.000 063	.000 175	.000 430	.000 958	.001 959	.003 718
18	.000 000	.000 001	.000 005	.000 019	.000 057	.000 151	.000 362	.000 790	.001 594
19		.000 000	.000 001	.000 005	.000 018	.000 051	.000 130	.000 303	.000 650
20			.000 000	.000 001	.000 005	.000 016	.000 044	.000 111	.000 253
21				.000 000	.000 001	.000 005	.000 014	.000 039	.000 094
22					.000 000	.000 001	.000 005	.000 013	.000 033
23					.000 000	.000 000	.000 001	.000 004	.000 011
24						.000 000	.000 000	.000 001	.000 004
25							.000 000	.000 000	.000 001

附表 3　标准正态分布表

$$\Phi(x) = \int_{-\infty}^{x} \frac{1}{\sqrt{2\pi}} e^{\frac{x^2}{2}} dx$$

x	0.00	0.01	0.02	0.03	0.04	0.05	0.06	0.07	0.08	0.09
0.0	.500 000	.503 989	.507 978	.511 966	.515 953	.519 939	.523 922	.527 903	.531 881	.535 856
0.1	.539 828	.543 795	.547 758	.551 717	.555 670	.559 618	.563 559	.567 495	.571 424	.575 345
0.2	.579 260	.583 166	.587 064	.590 954	.594 835	.598 706	.602 568	.606 420	.610 261	.614 092
0.3	.617 911	.621 720	.625 516	.629 300	.633 072	.636 831	.640 576	.644 309	.648 027	.651 732
0.4	.655 422	.659 097	.662 757	.666 402	.670 031	.673 645	.677 242	.680 822	.684 386	.687 933
0.5	.691 462	.694 974	.698 468	.701 944	.705 401	.708 840	.712 260	.715 661	.719 043	.722 405
0.6	.725 747	.729 069	.732 371	.735 653	.738 914	.742 154	.745 373	.748 571	.751 748	.754 903
0.7	.758 036	.761 148	.764 238	.767 305	.770 350	.773 373	.776 373	.779 350	.782 305	.785 236
0.8	.788 145	.791 030	.793 892	.796 731	.799 546	.802 337	.805 105	.807 850	.810 570	.813 267
0.9	.815 940	.818 589	.821 214	.823 814	.826 391	.828 944	.831 472	.833 977	.836 457	.838 913
1.0	.841 345	.843 752	.846 136	.848 495	.850 830	.853 141	.855 428	.857 690	.859 929	.862 143
1.1	.864 334	.866 500	.868 643	.870 762	.872 857	.874 928	.876 976	.879 000	.881 000	.882 977
1.2	.884 930	.886 861	.888 768	.890 651	.892 512	.894 350	.896 165	.897 958	.899 727	.901 475
1.3	.903 200	.904 902	.906 582	.908 241	.909 877	.911 492	.913 085	.914 657	.916 207	.917 736
1.4	.919 243	.920 730	.922 196	.923 641	.925 066	.926 471	.927 855	.929 219	.930 563	.931 888
1.5	.933 193	.934 478	.935 745	.936 992	.938 220	.939 429	.940 620	.941 792	.942 947	.944 083
1.6	.945 201	.946 301	.947 384	.948 449	.949 497	.950 529	.951 543	.952 540	.953 521	.954 486
1.7	.955 435	.956 367	.957 284	.958 185	.959 070	.959 941	.960 796	.961 636	.962 462	.963 273
1.8	.964 070	.964 852	.965 620	.966 375	.967 116	.967 843	.968 557	.969 258	.969 946	.970 621
1.9	.971 283	.971 933	.972 571	.973 197	.973 810	.974 412	.975 002	.975 581	.976 148	.976 705
2.0	.977 250	.977 784	.978 308	.978 822	.979 325	.979 818	.980 301	.980 774	.981 237	.981 691
2.1	.982 136	.982 571	.982 997	.983 414	.983 823	.984 222	.984 614	.984 997	.985 371	.985 738
2.2	.986 097	.986 447	.986 791	.987 126	.987 455	.987 776	.988 089	.988 396	.988 696	.988 989
2.3	.989 276	.989 556	.989 830	.990 097	.990 358	.990 613	.990 863	.991 106	.991 344	.991 576
2.4	.991 802	.992 024	.992 240	.992 451	.992 656	.992 857	.993 053	.993 244	.993 431	.993 613
2.5	.993 790	.993 963	.994 132	.994 297	.994 457	.994 614	.994 766	.994 915	.995 060	.995 201
2.6	.995 339	.995 473	.995 604	.995 731	.995 855	.995 975	.996 093	.996 207	.996 319	.996 427
2.7	.996 533	.996 636	.996 736	.996 833	.996 928	.997 020	.997 110	.997 197	.997 282	.997 365
2.8	.997 445	.997 523	.997 599	.997 673	.997 744	.997 814	.997 882	.997 948	.998 012	.998 074
2.9	.998 134	.998 193	.998 250	.998 305	.998 359	.998 411	.998 462	.998 511	.998 559	.998 605
3.0	.998 650	.998 694	.998 736	.998 777	.998 817	.998 856	.998 893	.998 930	.998 965	.998 999

续表

x	0.00	0.01	0.02	0.03	0.04	0.05	0.06	0.07	0.08	0.09
3.1	.999 032	.999 065	.999 096	.999 126	.999 155	.999 184	.999 211	.999 238	.999 264	.999 289
3.2	.999 313	.999 336	.999 359	.999 381	.999 402	.999 423	.999 443	.999 462	.999 481	.999 499
3.3	.999 517	.999 534	.999 550	.999 566	.999 581	.999 596	.999 610	.999 624	.999 638	.999 651
3.4	.999 663	.999 675	.999 687	.999 698	.999 709	.999 720	.999 730	.999 740	.999 749	.999 758
3.5	.999 767	.999 776	.999 784	.999 792	.999 800	.999 807	.999 815	.999 822	.999 828	.999 835
3.6	.999 841	.999 847	.999 853	.999 858	.999 864	.999 869	.999 874	.999 879	.999 883	.999 888
3.7	.999 892	.999 896	.999 900	.999 904	.999 908	.999 912	.999 915	.999 918	.999 922	.999 925
3.8	.999 928	.999 931	.999 933	.999 936	.999 938	.999 941	.999 943	.999 946	.999 948	.999 950
3.9	.999 952	.999 954	.999 956	.999 958	.999 959	.999 961	.999 963	.999 964	.999 966	.999 967
4.0	.999 968	.999 970	.999 971	.999 972	.999 973	.999 974	.999 975	.999 976	.999 977	.999 978
4.1	.999 979	.999 980	.999 981	.999 982	.999 983	.999 983	.999 984	.999 985	.999 985	.999 986
4.2	.999 987	.999 987	.999 988	.999 988	.999 989	.999 989	.999 990	.999 990	.999 991	.999 991
4.3	.999 991	.999 992	.999 992	.999 993	.999 993	.999 993	.999 993	.999 994	.999 994	.999 994
4.4	.999 995	.999 995	.999 995	.999 995	.999 996	.999 996	.999 996	.999 996	.999 996	.999 996
4.5	.999 997	.999 997	.999 997	.999 997	.999 997	.999 997	.999 997	.999 998	.999 998	.999 998
4.6	.999 998	.999 998	.999 998	.999 998	.999 998	.999 998	.999 998	.999 998	.999 999	.999 999
4.7	.999 999	.999 999	.999 999	.999 999	.999 999	.999 999	.999 999	.999 999	.999 999	.999 999
4.8	.999 999	.999 999	.999 999	.999 999	.999 999	.999 999	.999 999	.999 999	.999 999	.999 999
4.9	1.00 000	1.00 000	1.00 000	1.00 000	1.00 000	1.00 000	1.00 000	1.00 000	1.00 000	1.00 000

附表4 标准正态分布的双侧临界值表

$$P\{|u|>u_{\frac{\alpha}{2}}\}=\alpha$$

α	0.00	0.01	0.02	0.03	0.04	0.05	0.06	0.07	0.08	0.09
0.0	∞	2.575 829	2.326 348	2.170 090	2.053 749	1.959 964	1.880 794	1.811 911	1.750 686	1.695 398
0.1	1.644 854	1.598 193	1.554 774	1.514 102	1.475 791	1.439 531	1.405 072	1.372 204	1.340 755	1.310 579
0.2	1.281 552	1.253 565	1.226 528	1.200 359	1.174 987	1.150 349	1.126 391	1.103 063	1.080 319	1.058 122
0.3	1.036 433	1.015 222	.994 458	.974 114	.954 165	.934 589	.915 365	.896 473	.877 896	.859 617
0.4	.841 621	.823 894	.806 421	.789 192	.772 193	.755 415	.738 847	.722 479	.706 303	.690 309
0.5	.674 490	.658 838	.643 345	.628 006	.612 813	.597 760	.582 842	.568 051	.553 385	.538 836
0.6	.524 401	.510 073	.495 850	.481 727	.467 699	.453 762	.439 913	.426 148	.412 463	.398 855
0.7	.385 320	.371 856	.358 459	.345 126	.331 853	.318 639	.305 481	.292 375	.279 319	.266 311
0.8	.253 347	.240 426	.227 545	.214 702	.201 893	.189 118	.176 374	.163 658	.150 969	.138 304
0.9	.125 661	.113 039	.100 434	.087 845	.075 270	.062 707	.050 154	.037 608	.025 069	.012 533

α	0.001	0.0001	0.00001	0.000001	0.0000001	0.00000001
	3.290 527	3.890 592	4.417 173	4.891 638	5.326 724	5.730 729

附表5　χ^2 分布表

$$P\{\chi^2 > \chi_\alpha^2(n)\} = \alpha$$

n	α												
	0.995	0.990	0.975	0.950	0.900	0.750	0.500	0.250	0.100	0.050	0.025	0.010	0.005
1	.000	.000	.001	.004	.016	.102	.455	1.323	2.706	3.841	5.024	6.635	7.879
2	.010	.020	.051	.103	.211	.575	1.386	2.773	4.605	5.991	7.378	9.210	10.597
3	.072	.115	.216	.352	.584	1.213	2.366	4.108	6.251	7.815	9.348	11.345	12.838
4	.207	.297	.484	.711	1.064	1.923	3.357	5.385	7.779	9.488	11.143	13.277	14.860
5	.412	.554	.831	1.145	1.610	2.675	4.351	6.626	9.236	11.070	12.833	15.086	16.750
6	.676	.872	1.237	1.635	2.204	3.455	5.348	7.841	10.645	12.592	14.449	16.812	18.548
7	.989	1.239	1.690	2.167	2.833	4.255	6.346	9.037	12.017	14.067	16.013	18.475	20.278
8	1.344	1.646	2.180	2.733	3.490	5.071	7.344	10.219	13.362	15.507	17.535	20.090	21.955
9	1.735	2.088	2.700	3.325	4.168	5.899	8.343	11.389	14.684	16.919	19.023	21.666	23.589
10	2.156	2.558	3.247	3.940	4.865	6.737	9.342	12.549	15.987	18.307	20.483	23.209	25.188
11	2.603	3.053	3.816	4.575	5.578	7.584	10.341	13.701	17.275	19.675	21.920	24.725	26.757
12	3.074	3.571	4.404	5.226	6.304	8.438	11.340	14.845	18.549	21.026	23.337	26.217	28.300
13	3.565	4.107	5.009	5.892	7.042	9.299	12.340	15.984	19.812	22.362	24.736	27.688	29.819
14	4.075	4.660	5.629	6.571	7.790	10.165	13.339	17.117	21.064	23.685	26.119	29.141	31.319
15	4.601	5.229	6.262	7.261	8.547	11.037	14.339	18.245	22.307	24.996	27.488	30.578	32.801
16	5.142	5.812	6.908	7.962	9.312	11.912	15.338	19.369	23.542	26.296	28.845	32.000	34.267
17	5.697	6.408	7.564	8.672	10.085	12.792	16.338	20.489	24.769	27.587	30.191	33.409	35.718
18	6.265	7.015	8.231	9.390	10.865	13.675	17.338	21.605	25.989	28.869	31.526	34.805	37.156
19	6.844	7.633	8.907	10.117	11.651	14.562	18.338	22.718	27.204	30.144	32.852	36.191	38.582
20	7.434	8.260	9.591	10.851	12.443	15.452	19.337	23.828	28.412	31.410	34.170	37.566	39.997
21	8.034	8.897	10.283	11.591	13.240	16.344	20.337	24.935	29.615	32.671	35.479	38.932	41.401
22	8.643	9.542	10.982	12.338	14.041	17.240	21.337	26.039	30.813	33.924	36.781	40.289	42.796
23	9.260	10.196	11.689	13.091	14.848	18.137	22.337	27.141	32.007	35.172	38.076	41.638	44.181
24	9.886	10.856	12.401	13.848	15.659	19.037	23.337	28.241	33.196	36.415	39.364	42.980	45.559
25	10.520	11.524	13.120	14.611	16.473	19.939	24.337	29.339	34.382	37.652	40.646	44.314	46.928
26	11.160	12.198	13.844	15.379	17.292	20.843	25.336	30.435	35.563	38.885	41.923	45.642	48.290
27	11.808	12.879	14.573	16.151	18.114	21.749	26.336	31.528	36.741	40.113	43.195	46.963	49.645
28	12.461	13.565	15.308	16.928	18.939	22.657	27.336	32.620	37.916	41.337	44.461	48.278	50.993
29	13.121	14.256	16.047	17.708	19.768	23.567	28.336	33.711	39.087	42.557	45.722	49.588	52.336
30	13.787	14.953	16.791	18.493	20.599	24.478	29.336	34.800	40.256	43.773	46.979	50.892	53.672
31	14.458	15.655	17.539	19.281	21.434	25.390	30.336	35.887	41.422	44.985	48.232	52.191	55.003

续表

n	0.995	0.990	0.975	0.950	0.900	0.750	α 0.500	0.250	0.100	0.050	0.025	0.010	0.005
32	15.134	16.362	18.291	20.072	22.271	26.304	31.336	36.973	42.585	46.194	49.480	53.486	56.328
33	15.815	17.074	19.047	20.867	23.110	27.219	32.336	38.058	43.745	47.400	50.725	54.776	57.648
34	16.501	17.789	19.806	21.664	23.952	28.136	33.336	39.141	44.903	48.602	51.966	56.061	58.964
35	17.192	18.509	20.569	22.465	24.797	29.054	34.336	40.223	46.059	49.802	53.203	57.342	60.275
36	17.887	19.233	21.336	23.269	25.643	29.973	35.336	41.304	47.212	50.998	54.437	58.619	61.581
37	18.586	19.960	22.106	24.075	26.492	30.893	36.336	42.383	48.363	52.192	55.668	59.893	62.883
38	19.289	20.691	22.878	24.884	27.343	31.815	37.335	43.462	49.513	53.384	56.896	61.162	64.181
39	19.996	21.426	23.654	25.695	28.196	32.737	38.335	44.539	50.660	54.572	58.120	62.428	65.476
40	20.707	22.164	24.433	26.509	29.051	33.660	39.335	45.616	51.805	55.758	59.342	63.691	66.766
41	21.421	22.906	25.215	27.326	29.907	34.585	40.335	46.692	52.949	56.942	60.561	64.950	68.053
42	22.138	23.650	25.999	28.144	30.765	35.510	41.335	47.766	54.090	58.124	61.777	66.206	69.336
43	22.859	24.398	26.785	28.965	31.625	36.436	42.335	48.840	55.230	59.304	62.990	67.459	70.616
44	23.584	25.148	27.575	29.787	32.487	37.363	43.335	49.913	56.369	60.481	64.201	68.710	71.893
45	24.311	25.901	28.366	30.612	33.350	38.291	44.335	50.985	57.505	61.656	65.410	69.957	73.166
46	25.041	26.657	29.160	31.439	34.215	39.220	45.335	52.056	58.641	62.830	66.617	71.201	74.437
47	25.775	27.416	29.956	32.268	35.081	40.149	46.335	53.127	59.774	64.001	67.821	72.443	75.704
48	26.511	28.177	30.755	33.098	35.949	41.079	47.335	54.196	60.907	65.171	69.023	73.683	76.969
49	27.249	28.941	31.555	33.930	36.818	42.010	48.335	55.265	62.038	66.339	70.222	74.919	78.231
50	27.991	29.707	32.357	34.764	37.689	42.942	49.335	56.334	63.167	67.505	71.420	76.154	79.490
51	28.735	30.475	33.162	35.600	38.560	43.874	50.335	57.401	64.295	68.669	72.616	77.386	80.747
52	29.481	31.246	33.968	36.437	39.433	44.808	51.335	58.468	65.422	69.832	73.810	78.616	82.001
53	30.230	32.018	34.776	37.276	40.308	45.741	52.335	59.534	66.548	70.993	75.002	79.843	83.253
54	30.981	32.793	35.586	38.116	41.183	46.676	53.335	60.600	67.673	72.153	76.192	81.069	84.502
55	31.735	33.570	36.398	38.958	42.060	47.610	54.335	61.665	68.796	73.311	77.380	82.292	85.749
56	32.490	34.350	37.212	39.801	42.937	48.546	55.335	62.729	69.919	74.468	78.567	83.513	86.994
57	33.248	35.131	38.027	40.646	43.816	49.482	56.335	63.793	71.040	75.624	79.752	84.733	88.236
58	34.008	35.913	38.844	41.492	44.696	50.419	57.335	64.857	72.160	76.778	80.936	85.950	89.477
59	34.770	36.698	39.662	42.339	45.577	51.356	58.335	65.919	73.279	77.931	82.117	87.166	90.715
60	35.534	37.485	40.482	43.188	46.459	52.294	59.335	66.981	74.397	79.082	83.298	88.379	91.952
61	36.301	38.273	41.303	44.038	47.342	53.232	60.335	68.043	75.514	80.232	84.476	89.591	93.186
62	37.068	39.063	42.126	44.889	48.226	54.171	61.335	69.104	76.630	81.381	85.654	90.802	94.419
63	37.838	39.855	42.950	45.741	49.111	55.110	62.335	70.165	77.745	82.529	86.830	92.010	95.649
64	38.610	40.649	43.776	46.595	49.996	56.050	63.335	71.225	78.860	83.675	88.004	93.217	96.878
65	39.383	41.444	44.603	47.450	50.883	56.990	64.335	72.285	79.973	84.821	89.177	94.422	98.105
66	40.158	42.240	45.431	48.305	51.770	57.931	65.335	73.344	81.085	85.965	90.349	95.626	99.330
67	40.935	43.038	46.261	49.162	52.659	58.872	66.335	74.403	82.197	87.108	91.519	96.828	100.554
68	41.713	43.838	47.092	50.020	53.548	59.814	67.335	75.461	83.308	88.250	92.689	98.028	101.776
69	42.494	44.639	47.924	50.879	54.438	60.756	68.334	76.519	84.418	89.391	93.856	99.228	102.996
70	43.275	45.442	48.758	51.739	55.329	61.698	69.334	77.577	85.527	90.531	95.023	100.425	104.215
71	44.058	46.246	49.592	52.600	56.221	62.641	70.334	78.634	86.635	91.670	96.189	101.621	105.432
72	44.843	47.051	50.428	53.462	57.113	63.585	71.334	79.690	87.743	92.808	97.353	102.816	106.648

n	α												
	0.995	0.990	0.975	0.950	0.900	0.750	0.500	0.250	0.100	0.050	0.025	0.010	0.005
73	45.629	47.858	51.265	54.325	58.006	64.528	72.334	80.747	88.850	93.945	98.516	104.010	107.862
74	46.417	48.666	52.103	55.189	58.900	65.472	73.334	81.803	89.956	95.081	99.678	105.202	109.074
75	47.206	49.475	52.942	56.054	59.795	66.417	74.334	82.858	91.061	96.217	100.839	106.393	110.286
76	47.997	50.286	53.782	56.920	60.690	67.362	75.334	83.913	92.166	97.351	101.999	107.583	111.495
77	48.788	51.097	54.623	57.786	61.586	68.307	76.334	84.968	93.270	98.484	103.158	108.771	112.704
78	49.582	51.910	55.466	58.654	62.483	69.252	77.334	86.022	94.374	99.617	104.316	109.958	113.911
79	50.376	52.725	56.309	59.522	63.380	70.198	78.334	87.077	95.476	100.749	105.473	111.144	115.117
80	51.172	53.540	57.153	60.391	64.278	71.145	79.334	88.130	96.578	101.879	106.629	112.329	116.321
81	51.969	54.357	57.998	61.261	65.176	72.091	80.334	89.184	97.680	103.010	107.783	113.512	117.524
82	52.767	55.174	58.845	62.132	66.076	73.038	81.334	90.237	98.780	104.139	108.937	114.695	118.726
83	53.567	55.993	59.692	63.004	66.976	73.985	82.334	91.289	99.880	105.267	110.090	115.876	119.927
84	54.368	56.813	60.540	63.876	67.876	74.933	83.334	92.342	100.980	106.395	111.242	117.057	121.126
85	55.170	57.634	61.389	64.749	68.777	75.881	84.334	93.394	102.079	107.522	112.393	118.236	122.325
86	55.973	58.456	62.239	65.623	69.679	76.829	85.334	94.446	103.177	108.648	113.544	119.414	123.522
87	56.777	59.279	63.089	66.498	70.581	77.777	86.334	95.497	104.275	109.773	114.693	120.591	124.718
88	57.582	60.103	63.941	67.373	71.484	78.726	87.334	96.548	105.372	110.898	115.841	121.767	125.913
89	58.389	60.928	64.793	68.249	72.387	79.675	88.334	97.599	106.469	112.022	116.989	122.942	127.106
90	59.196	61.754	65.647	69.126	73.291	80.625	89.334	98.650	107.565	113.145	118.136	124.116	128.299
91	60.005	62.581	66.501	70.003	74.196	81.574	90.334	99.700	108.661	114.268	119.282	125.289	129.491
92	60.815	63.409	67.356	70.882	75.100	82.524	91.334	100.750	109.756	115.390	120.427	126.462	130.681
93	61.625	64.238	68.211	71.760	76.006	83.474	92.334	101.800	110.850	116.511	121.571	127.633	131.871
94	62.437	65.068	69.068	72.640	76.912	84.425	93.334	102.850	111.944	117.632	122.715	128.803	133.059
95	63.250	65.898	69.925	73.520	77.818	85.376	94.334	103.899	113.038	118.752	123.858	129.973	134.247
96	64.063	66.730	70.783	74.401	78.725	86.327	95.334	104.948	114.131	119.871	125.000	131.141	135.433
97	64.878	67.562	71.642	75.282	79.633	87.278	96.334	105.997	115.223	120.990	126.141	132.309	136.619
98	65.694	68.396	72.501	76.164	80.541	88.229	97.334	107.045	116.315	122.108	127.282	133.476	137.803
99	66.510	69.230	73.361	77.046	81.449	89.181	98.334	108.093	117.407	123.225	128.422	134.642	138.987
100	67.328	70.065	74.222	77.929	82.358	90.133	99.334	109.141	118.498	124.342	129.561	135.807	140.169

附表 6 *t* 分布表

$$P\{t > t_\alpha(n)\} = \alpha$$

n	单侧	0.25	0.20	0.10	0.05	0.025	0.010	0.005	0.0025	0.001	0.0005
	双侧	0.50	0.40	0.20	0.10	0.050	0.020	0.010	0.0050	0.002	0.0010
1		1.000 00	1.376 38	3.077 68	6.313 75	12.706 20	31.820 52	63.656 74	127.321 34	318.308 84	636.619 25
2		.816 50	1.060 66	1.885 62	2.919 99	4.302 65	6.964 56	9.924 84	14.089 05	22.327 12	31.599 05
3		.764 89	.978 47	1.637 74	2.353 36	3.182 45	4.540 70	5.840 91	7.453 32	10.214 53	12.923 98
4		.740 70	.940 96	1.533 21	2.131 85	2.776 45	3.746 95	4.604 09	5.597 57	7.173 18	8.610 30
5		.726 69	.919 54	1.475 88	2.015 05	2.570 58	3.364 93	4.032 14	4.773 34	5.893 43	6.868 83
6		.717 56	.905 70	1.439 76	1.943 18	2.446 91	3.142 67	3.707 43	4.316 83	5.207 63	5.958 82
7		.711 14	.896 03	1.414 92	1.894 58	2.364 62	2.997 95	3.499 48	4.029 34	4.785 29	5.407 88
8		.706 39	.888 89	1.396 82	1.859 55	2.306 00	2.896 46	3.355 39	3.832 52	4.500 79	5.041 31
9		.702 72	.883 40	1.383 03	1.833 11	2.262 16	2.821 44	3.249 84	3.689 66	4.296 81	4.780 91
10		.699 81	.879 06	1.372 18	1.812 46	2.228 14	2.763 77	3.169 27	3.581 41	4.143 70	4.586 89
11		.697 45	.875 53	1.363 43	1.795 88	2.200 99	2.718 08	3.105 81	3.496 61	4.024 70	4.436 98
12		.695 48	.872 61	1.356 22	1.782 29	2.178 81	2.681 00	3.054 54	3.428 44	3.929 63	4.317 79
13		.693 83	.870 15	1.350 17	1.770 93	2.160 37	2.650 31	3.012 28	3.372 47	3.851 98	4.220 83
14		.692 42	.868 05	1.345 03	1.761 31	2.144 79	2.624 49	2.976 84	3.325 70	3.787 39	4.140 45
15		.691 20	.866 24	1.340 61	1.753 05	2.131 45	2.602 48	2.946 71	3.286 04	3.732 83	4.072 77
16		.690 13	.864 67	1.336 76	1.745 88	2.119 91	2.583 49	2.920 78	3.251 99	3.686 15	4.015 00
17		.689 20	.863 28	1.333 38	1.739 61	2.109 82	2.566 93	2.898 23	3.222 45	3.645 77	3.965 13
18		.688 36	.862 05	1.330 39	1.734 06	2.100 92	2.552 38	2.878 44	3.196 57	3.610 48	3.921 65
19		.687 62	.860 95	1.327 73	1.729 13	2.093 02	2.539 48	2.860 93	3.173 72	3.579 40	3.883 41
20		.686 95	.859 96	1.325 34	1.724 72	2.085 96	2.527 98	2.845 34	3.153 40	3.551 81	3.849 52
21		.686 35	.859 07	1.323 19	1.720 74	2.079 61	2.517 65	2.831 36	3.135 21	3.527 15	3.819 28
22		.685 81	.858 27	1.321 24	1.717 14	2.073 87	2.508 32	2.818 76	3.118 82	3.504 99	3.792 13
23		.685 31	.857 53	1.319 46	1.713 87	2.068 66	2.499 87	2.807 34	3.104 00	3.484 96	3.767 63
24		.684 85	.856 86	1.317 84	1.710 88	2.063 90	2.492 16	2.796 94	3.090 51	3.466 78	3.745 40
25		.684 43	.856 24	1.316 35	1.708 14	2.059 54	2.485 11	2.787 44	3.078 20	3.450 19	3.725 14
26		.684 04	.855 67	1.314 97	1.705 62	2.055 53	2.478 63	2.778 71	3.066 91	3.435 00	3.706 61
27		.683 68	.855 14	1.313 70	1.703 29	2.051 83	2.472 66	2.770 68	3.056 52	3.421 03	3.689 59
28		.683 35	.854 65	1.312 53	1.701 13	2.048 41	2.467 14	2.763 26	3.046 93	3.408 16	3.673 91
29		.683 04	.854 19	1.311 43	1.699 13	2.045 23	2.462 02	2.756 39	3.038 05	3.396 24	3.659 41
30		.682 76	.853 77	1.310 42	1.697 26	2.042 27	2.457 26	2.750 00	3.029 80	3.385 18	3.645 96

续表

n	单侧	0.25	0.20	0.10	0.05	0.025	0.010	0.005	0.0025	0.001	0.0005
	双侧	0.50	0.40	0.20	0.10	0.050	0.020	0.010	0.0050	0.002	0.0010
31		.682 49	.853 37	1.309 46	1.695 52	2.039 51	2.452 82	2.744 04	3.022 12	3.374 90	3.633 46
32		.682 23	.853 00	1.308 57	1.693 89	2.036 93	2.448 68	2.738 48	3.014 95	3.365 31	3.621 80
33		.682 00	.852 65	1.307 74	1.692 36	2.034 52	2.444 79	2.733 28	3.008 24	3.356 34	3.610 91
34		.681 77	.852 32	1.306 95	1.690 92	2.032 24	2.441 15	2.728 39	3.001 95	3.347 93	3.600 72
35		.681 56	.852 01	1.306 21	1.689 57	2.030 11	2.437 72	2.723 81	2.996 05	3.340 05	3.591 15
36		.681 37	.851 72	1.305 51	1.688 30	2.028 09	2.434 49	2.719 48	2.990 49	3.332 62	3.582 15
37		.681 18	.851 44	1.304 85	1.687 09	2.026 19	2.431 45	2.715 41	2.985 24	3.325 63	3.573 67
38		.681 00	.851 18	1.304 23	1.685 95	2.024 39	2.428 57	2.711 56	2.980 29	3.319 03	3.565 68
39		.680 83	.850 94	1.303 64	1.684 88	2.022 69	2.425 84	2.707 91	2.975 61	3.312 79	3.558 12
40		.680 67	.850 70	1.303 08	1.683 85	2.021 08	2.423 26	2.704 46	2.971 17	3.306 88	3.550 97
41		.680 52	.850 48	1.302 54	1.682 88	2.019 54	2.420 80	2.701 18	2.966 96	3.301 27	3.544 18
42		.680 38	.850 26	1.302 04	1.681 95	2.018 08	2.418 47	2.698 07	2.962 96	3.295 95	3.537 75
43		.680 24	.850 06	1.301 55	1.681 07	2.016 69	2.416 25	2.695 10	2.959 16	3.290 89	3.531 63
44		.680 11	.849 87	1.301 09	1.680 23	2.015 37	2.414 13	2.692 28	2.955 53	3.286 07	3.525 80
45		.679 98	.849 68	1.300 65	1.679 43	2.014 10	2.412 12	2.689 59	2.952 08	3.281 48	3.520 25
46		.679 86	.849 51	1.300 23	1.678 66	2.012 90	2.410 19	2.687 01	2.948 78	3.277 10	3.514 96
47		.679 75	.849 34	1.299 82	1.677 93	2.011 74	2.408 35	2.684 56	2.945 63	3.272 91	3.509 90
48		.679 64	.849 17	1.299 44	1.677 22	2.010 63	2.406 58	2.682 20	2.942 62	3.268 91	3.505 07
49		.679 53	.849 02	1.299 07	1.676 55	2.009 58	2.404 89	2.679 95	2.939 73	3.265 08	3.500 44
50		.679 43	.848 87	1.298 71	1.675 91	2.008 56	2.403 27	2.677 79	2.936 96	3.261 41	3.496 01
60		.678 60	.847 65	1.295 82	1.670 65	2.000 30	2.390 12	2.660 28	2.914 55	3.231 71	3.460 20
70		.678 01	.846 79	1.293 76	1.666 91	1.994 44	2.380 81	2.647 90	2.898 73	3.210 79	3.435 01
80		.677 57	.846 14	1.292 22	1.664 12	1.990 06	2.373 87	2.638 69	2.886 97	3.195 26	3.416 34
90		.677 23	.845 63	1.291 03	1.661 96	1.986 67	2.368 50	2.631 57	2.877 88	3.183 27	3.401 94
100		.676 95	.845 23	1.290 07	1.660 23	1.983 97	2.364 22	2.625 89	2.870 65	3.173 74	3.390 49
120		.676 54	.844 63	1.288 65	1.657 65	1.979 93	2.357 82	2.617 42	2.859 86	3.159 54	3.373 45
140		.676 25	.844 20	1.287 63	1.655 81	1.977 05	2.353 28	2.611 40	2.852 21	3.149 47	3.361 38
160		.676 03	.843 87	1.286 87	1.654 43	1.974 90	2.349 88	2.606 91	2.846 49	3.141 95	3.352 37
180		.675 86	.843 62	1.286 27	1.653 36	1.973 23	2.347 24	2.603 42	2.842 05	3.136 12	3.345 40
200		.675 72	.843 42	1.285 80	1.652 51	1.971 90	2.345 14	2.600 63	2.838 51	3.131 48	3.339 84
220		.675 61	.843 26	1.285 41	1.651 81	1.970 81	2.343 42	2.598 36	2.835 62	3.127 69	3.335 30
240		.675 51	.843 12	1.285 09	1.651 23	1.969 90	2.341 99	2.596 47	2.833 22	3.124 54	3.331 52
260		.675 43	.843 01	1.284 82	1.650 74	1.969 13	2.340 78	2.594 87	2.831 19	3.121 87	3.328 34
280		.675 37	.842 91	1.284 58	1.650 31	1.968 47	2.339 74	2.593 50	2.829 45	3.119 59	3.325 61
300		.675 31	.842 82	1.284 38	1.649 95	1.967 90	2.338 84	2.592 32	2.827 95	3.117 62	3.323 25
500		.674 98	.842 34	1.283 25	1.647 91	1.964 72	2.333 83	2.585 70	2.819 55	3.106 61	3.310 09
1000		.674 74	.841 98	1.282 40	1.646 38	1.962 34	2.330 08	2.580 75	2.813 28	3.098 40	3.300 28

附表 7-1 F 分布表

$$P\{F > F_\alpha(n_1, n_2)\} = \alpha$$

$$\alpha = 0.10$$

n_2	n_1 1	2	3	4	5	6	7	8	9	10	12	14	16	20	24	30	40	50	75	100	200	500	$\cdots$
1	39.863	49.500	53.593	55.833	57.240	58.204	58.906	59.439	59.858	60.195	60.705	61.073	61.350	61.740	62.002	62.265	62.529	62.688	62.901	63.007	63.167	63.264	63.328
2	8.526	9.000	9.162	9.243	9.293	9.326	9.349	9.367	9.381	9.392	9.408	9.420	9.429	9.441	9.450	9.458	9.466	9.471	9.478	9.481	9.486	9.489	9.491
3	5.538	5.462	5.391	5.343	5.309	5.285	5.266	5.252	5.240	5.230	5.216	5.205	5.196	5.184	5.176	5.168	5.160	5.155	5.148	5.144	5.139	5.136	5.134
4	4.545	4.325	4.191	4.107	4.051	4.010	3.979	3.955	3.936	3.920	3.896	3.878	3.864	3.844	3.831	3.817	3.804	3.795	3.784	3.778	3.769	3.764	3.761
5	4.060	3.780	3.619	3.520	3.453	3.405	3.368	3.339	3.316	3.297	3.268	3.247	3.230	3.207	3.191	3.174	3.157	3.147	3.133	3.126	3.116	3.109	3.105
6	3.776	3.463	3.289	3.181	3.108	3.055	3.014	2.983	2.958	2.937	2.905	2.881	2.863	2.836	2.818	2.800	2.781	2.770	2.754	2.746	2.734	2.727	2.722
7	3.589	3.257	3.074	2.961	2.883	2.827	2.785	2.752	2.725	2.703	2.668	2.643	2.623	2.595	2.575	2.555	2.535	2.523	2.506	2.497	2.484	2.476	2.471
8	3.458	3.113	2.924	2.806	2.726	2.668	2.624	2.589	2.561	2.538	2.502	2.475	2.455	2.425	2.404	2.383	2.361	2.348	2.330	2.321	2.307	2.298	2.293
9	3.360	3.006	2.813	2.693	2.611	2.551	2.505	2.469	2.440	2.416	2.379	2.351	2.329	2.298	2.277	2.255	2.232	2.218	2.199	2.189	2.174	2.165	2.159
10	3.285	2.924	2.728	2.605	2.522	2.461	2.414	2.377	2.347	2.323	2.284	2.255	2.233	2.201	2.178	2.155	2.132	2.117	2.097	2.087	2.071	2.062	2.055
11	3.225	2.860	2.660	2.536	2.451	2.389	2.342	2.304	2.274	2.248	2.209	2.179	2.156	2.123	2.100	2.076	2.052	2.036	2.016	2.005	1.989	1.979	1.972
12	3.177	2.807	2.606	2.480	2.394	2.331	2.283	2.245	2.214	2.188	2.147	2.117	2.094	2.060	2.036	2.011	1.986	1.970	1.949	1.938	1.921	1.911	1.904
13	3.136	2.763	2.560	2.434	2.347	2.283	2.234	2.195	2.164	2.138	2.097	2.066	2.042	2.007	1.983	1.958	1.931	1.915	1.893	1.882	1.864	1.853	1.846

续表

n_2 \ n_1	1	2	3	4	5	6	7	8	9	10	12	14	16	20	24	30	40	50	75	100	200	500	…
14	3.102	2.726	2.522	2.395	2.307	2.243	2.193	2.154	2.122	2.095	2.054	2.022	1.998	1.962	1.938	1.912	1.885	1.869	1.846	1.834	1.816	1.805	1.797
15	3.073	2.695	2.490	2.361	2.273	2.208	2.158	2.119	2.086	2.059	2.017	1.985	1.961	1.924	1.899	1.873	1.845	1.828	1.805	1.793	1.774	1.763	1.755
16	3.048	2.668	2.462	2.333	2.244	2.178	2.128	2.088	2.055	2.028	1.985	1.953	1.928	1.891	1.866	1.839	1.811	1.793	1.769	1.757	1.738	1.726	1.718
17	3.026	2.645	2.437	2.308	2.218	2.152	2.102	2.061	2.028	2.001	1.958	1.925	1.900	1.862	1.836	1.809	1.781	1.763	1.738	1.726	1.706	1.694	1.686
18	3.007	2.624	2.416	2.286	2.196	2.130	2.079	2.038	2.005	1.977	1.933	1.900	1.875	1.837	1.810	1.783	1.754	1.736	1.711	1.698	1.678	1.665	1.657
19	2.990	2.606	2.397	2.266	2.176	2.109	2.058	2.017	1.984	1.956	1.912	1.878	1.852	1.814	1.787	1.759	1.730	1.711	1.686	1.673	1.652	1.639	1.631
20	2.975	2.589	2.380	2.249	2.158	2.091	2.040	1.999	1.965	1.937	1.892	1.859	1.833	1.794	1.767	1.738	1.708	1.690	1.664	1.650	1.629	1.616	1.607
21	2.961	2.575	2.365	2.233	2.142	2.075	2.023	1.982	1.948	1.920	1.875	1.841	1.815	1.776	1.748	1.719	1.689	1.670	1.644	1.630	1.608	1.595	1.586
22	2.949	2.561	2.351	2.219	2.128	2.060	2.008	1.967	1.933	1.904	1.859	1.825	1.798	1.759	1.731	1.702	1.671	1.652	1.625	1.611	1.590	1.576	1.567
23	2.937	2.549	2.339	2.207	2.115	2.047	1.995	1.953	1.919	1.890	1.845	1.811	1.784	1.744	1.716	1.686	1.655	1.636	1.609	1.594	1.572	1.558	1.549
24	2.927	2.538	2.327	2.195	2.103	2.035	1.983	1.941	1.906	1.877	1.832	1.797	1.770	1.730	1.702	1.672	1.641	1.621	1.594	1.579	1.556	1.542	1.533
25	2.918	2.528	2.317	2.184	2.092	2.024	1.971	1.929	1.895	1.866	1.820	1.785	1.758	1.718	1.689	1.659	1.627	1.607	1.579	1.565	1.542	1.527	1.518
26	2.909	2.519	2.307	2.174	2.082	2.014	1.961	1.919	1.884	1.855	1.809	1.774	1.747	1.706	1.677	1.647	1.615	1.594	1.566	1.551	1.528	1.514	1.504
27	2.901	2.511	2.299	2.165	2.073	2.005	1.952	1.909	1.874	1.845	1.799	1.764	1.736	1.695	1.666	1.636	1.603	1.583	1.554	1.539	1.515	1.501	1.491
28	2.894	2.503	2.291	2.157	2.064	1.996	1.943	1.900	1.865	1.836	1.790	1.754	1.726	1.685	1.656	1.625	1.592	1.572	1.543	1.528	1.504	1.489	1.478
29	2.887	2.495	2.283	2.149	2.057	1.988	1.935	1.892	1.857	1.827	1.781	1.745	1.717	1.676	1.647	1.616	1.583	1.562	1.532	1.517	1.493	1.478	1.467
30	2.881	2.489	2.276	2.142	2.049	1.980	1.927	1.884	1.849	1.819	1.773	1.737	1.709	1.667	1.638	1.606	1.573	1.552	1.523	1.507	1.482	1.467	1.456
31	2.875	2.482	2.270	2.136	2.042	1.973	1.920	1.877	1.842	1.812	1.765	1.729	1.701	1.659	1.630	1.598	1.565	1.543	1.513	1.498	1.473	1.457	1.446
32	2.869	2.477	2.263	2.129	2.036	1.967	1.913	1.870	1.835	1.805	1.758	1.722	1.694	1.652	1.622	1.590	1.556	1.535	1.505	1.489	1.464	1.448	1.437
33	2.864	2.471	2.258	2.123	2.030	1.961	1.907	1.864	1.828	1.799	1.751	1.715	1.687	1.645	1.615	1.583	1.549	1.527	1.497	1.480	1.455	1.439	1.428
34	2.859	2.466	2.252	2.118	2.024	1.955	1.901	1.858	1.822	1.793	1.745	1.709	1.680	1.638	1.608	1.576	1.541	1.520	1.489	1.473	1.447	1.431	1.419
35	2.855	2.461	2.247	2.113	2.019	1.950	1.896	1.852	1.817	1.787	1.739	1.703	1.674	1.632	1.601	1.569	1.535	1.513	1.482	1.465	1.439	1.423	1.411
36	2.850	2.456	2.243	2.108	2.014	1.945	1.891	1.847	1.811	1.781	1.734	1.697	1.669	1.626	1.595	1.563	1.528	1.506	1.475	1.458	1.432	1.415	1.404
37	2.846	2.452	2.238	2.103	2.009	1.940	1.886	1.842	1.806	1.776	1.729	1.692	1.663	1.620	1.590	1.557	1.522	1.500	1.468	1.452	1.425	1.408	1.397
38	2.842	2.448	2.234	2.099	2.005	1.935	1.881	1.838	1.802	1.772	1.724	1.687	1.658	1.615	1.584	1.551	1.516	1.494	1.462	1.445	1.419	1.402	1.390
39	2.839	2.444	2.230	2.095	2.001	1.931	1.877	1.833	1.797	1.767	1.719	1.682	1.653	1.610	1.579	1.546	1.511	1.488	1.456	1.439	1.412	1.395	1.383
40	2.835	2.440	2.226	2.091	1.997	1.927	1.873	1.829	1.793	1.763	1.715	1.678	1.649	1.605	1.574	1.541	1.506	1.483	1.451	1.434	1.406	1.389	1.377
42	2.829	2.434	2.219	2.084	1.989	1.919	1.865	1.821	1.785	1.755	1.706	1.669	1.640	1.596	1.565	1.532	1.496	1.473	1.440	1.423	1.395	1.378	1.365

续表

n_2	1	2	3	4	5	6	7	8	9	10	12	14	16	20	24	30	40	50	75	100	200	500	...
44	2.823	2.427	2.213	2.077	1.983	1.913	1.858	1.814	1.778	1.747	1.699	1.662	1.632	1.588	1.557	1.523	1.487	1.464	1.431	1.413	1.385	1.367	1.354
46	2.818	2.422	2.207	2.071	1.977	1.906	1.852	1.808	1.771	1.741	1.692	1.655	1.625	1.581	1.549	1.515	1.479	1.456	1.422	1.404	1.376	1.357	1.344
48	2.813	2.417	2.202	2.066	1.971	1.901	1.846	1.802	1.765	1.735	1.686	1.648	1.619	1.574	1.542	1.508	1.472	1.448	1.414	1.396	1.367	1.348	1.335
50	2.809	2.412	2.197	2.061	1.966	1.895	1.840	1.796	1.760	1.729	1.680	1.643	1.613	1.568	1.536	1.502	1.465	1.441	1.407	1.388	1.359	1.340	1.327
60	2.791	2.393	2.177	2.041	1.946	1.875	1.819	1.775	1.738	1.707	1.657	1.619	1.589	1.543	1.511	1.476	1.437	1.413	1.377	1.358	1.326	1.306	1.291
70	2.779	2.380	2.164	2.027	1.931	1.860	1.804	1.760	1.723	1.691	1.641	1.603	1.572	1.526	1.493	1.457	1.418	1.392	1.355	1.335	1.302	1.281	1.265
80	2.769	2.370	2.154	2.016	1.921	1.849	1.793	1.748	1.711	1.680	1.629	1.590	1.559	1.513	1.479	1.443	1.403	1.377	1.339	1.318	1.284	1.261	1.245
90	2.762	2.363	2.146	2.008	1.912	1.841	1.785	1.739	1.702	1.670	1.620	1.581	1.550	1.503	1.468	1.432	1.391	1.365	1.326	1.304	1.269	1.245	1.228
100	2.756	2.356	2.139	2.002	1.906	1.834	1.778	1.732	1.695	1.663	1.612	1.573	1.542	1.494	1.460	1.423	1.382	1.355	1.315	1.293	1.257	1.232	1.214
110	2.752	2.351	2.134	1.997	1.900	1.828	1.772	1.727	1.689	1.657	1.606	1.567	1.535	1.488	1.453	1.415	1.374	1.347	1.307	1.284	1.247	1.221	1.203
120	2.748	2.347	2.130	1.992	1.896	1.824	1.767	1.722	1.684	1.652	1.601	1.562	1.530	1.482	1.447	1.409	1.368	1.340	1.299	1.277	1.239	1.212	1.193
130	2.745	2.344	2.126	1.989	1.892	1.820	1.764	1.718	1.680	1.648	1.597	1.557	1.525	1.477	1.442	1.404	1.362	1.334	1.293	1.270	1.231	1.204	1.184
140	2.742	2.341	2.123	1.985	1.889	1.817	1.760	1.714	1.677	1.645	1.593	1.553	1.522	1.473	1.438	1.400	1.357	1.329	1.288	1.264	1.225	1.197	1.176
150	2.739	2.338	2.121	1.983	1.886	1.814	1.757	1.712	1.674	1.642	1.590	1.550	1.518	1.470	1.434	1.396	1.353	1.325	1.283	1.259	1.219	1.191	1.169
160	2.737	2.336	2.118	1.980	1.884	1.811	1.755	1.709	1.671	1.639	1.587	1.547	1.515	1.467	1.431	1.393	1.350	1.321	1.279	1.255	1.214	1.185	1.163
170	2.735	2.334	2.116	1.978	1.881	1.809	1.752	1.707	1.669	1.636	1.585	1.545	1.513	1.464	1.428	1.390	1.347	1.318	1.275	1.251	1.210	1.180	1.158
180	2.734	2.332	2.114	1.976	1.880	1.807	1.750	1.705	1.667	1.634	1.583	1.543	1.510	1.462	1.426	1.387	1.344	1.315	1.272	1.248	1.206	1.176	1.153
190	2.732	2.331	2.113	1.975	1.878	1.805	1.749	1.703	1.665	1.633	1.581	1.541	1.508	1.459	1.424	1.385	1.341	1.312	1.269	1.245	1.202	1.172	1.148
200	2.731	2.329	2.111	1.973	1.876	1.804	1.747	1.701	1.663	1.631	1.579	1.539	1.507	1.458	1.422	1.383	1.339	1.310	1.266	1.242	1.199	1.168	1.144
210	2.730	2.328	2.110	1.972	1.875	1.802	1.746	1.700	1.662	1.629	1.577	1.537	1.505	1.456	1.420	1.381	1.337	1.308	1.264	1.239	1.196	1.165	1.140
220	2.728	2.327	2.109	1.971	1.874	1.801	1.744	1.698	1.660	1.628	1.576	1.536	1.503	1.454	1.418	1.379	1.335	1.306	1.262	1.237	1.193	1.162	1.136
230	2.727	2.326	2.108	1.969	1.872	1.800	1.743	1.697	1.659	1.627	1.575	1.534	1.502	1.453	1.417	1.377	1.333	1.304	1.260	1.235	1.191	1.159	1.133
240	2.727	2.325	2.107	1.968	1.871	1.799	1.742	1.696	1.658	1.625	1.573	1.533	1.501	1.451	1.415	1.376	1.332	1.302	1.258	1.233	1.189	1.156	1.130
250	2.726	2.324	2.106	1.967	1.870	1.798	1.741	1.695	1.657	1.624	1.572	1.532	1.499	1.450	1.414	1.375	1.330	1.301	1.256	1.231	1.187	1.154	1.127
260	2.725	2.323	2.105	1.967	1.870	1.797	1.740	1.694	1.656	1.623	1.571	1.531	1.498	1.449	1.413	1.373	1.329	1.299	1.255	1.229	1.185	1.151	1.124
270	2.724	2.322	2.104	1.966	1.869	1.796	1.739	1.693	1.655	1.622	1.570	1.530	1.497	1.448	1.412	1.372	1.328	1.298	1.253	1.228	1.183	1.149	1.122
280	2.724	2.322	2.103	1.965	1.868	1.795	1.738	1.692	1.654	1.622	1.569	1.529	1.496	1.447	1.411	1.371	1.327	1.297	1.252	1.226	1.181	1.147	1.119
290	2.723	2.321	2.103	1.964	1.867	1.795	1.738	1.691	1.653	1.621	1.569	1.528	1.496	1.446	1.410	1.370	1.326	1.296	1.251	1.225	1.179	1.145	1.117

n_1

续表

n_2 \ n_1	1	2	3	4	5	6	7	8	9	10	12	14	16	20	24	30	40	50	75	100	200	500	...
300	2.722	2.320	2.102	1.964	1.867	1.794	1.737	1.691	1.652	1.620	1.568	1.527	1.495	1.445	1.409	1.369	1.325	1.295	1.250	1.224	1.178	1.144	1.115
310	2.722	2.320	2.102	1.963	1.866	1.793	1.736	1.690	1.652	1.619	1.567	1.527	1.494	1.444	1.408	1.368	1.324	1.294	1.248	1.222	1.176	1.142	1.113
320	2.721	2.319	2.101	1.963	1.865	1.793	1.736	1.689	1.651	1.619	1.566	1.526	1.493	1.444	1.407	1.367	1.323	1.293	1.247	1.221	1.175	1.140	1.111
330	2.721	2.319	2.100	1.962	1.865	1.792	1.735	1.689	1.651	1.618	1.566	1.525	1.493	1.443	1.407	1.367	1.322	1.292	1.246	1.220	1.174	1.139	1.109
340	2.720	2.318	2.100	1.961	1.864	1.792	1.735	1.688	1.650	1.618	1.565	1.525	1.492	1.442	1.406	1.366	1.321	1.291	1.245	1.219	1.173	1.137	1.107
350	2.720	2.318	2.099	1.961	1.864	1.791	1.734	1.688	1.649	1.617	1.565	1.524	1.491	1.442	1.405	1.365	1.320	1.290	1.245	1.218	1.172	1.136	1.106
360	2.720	2.317	2.099	1.961	1.863	1.791	1.734	1.687	1.649	1.617	1.564	1.524	1.491	1.441	1.405	1.365	1.320	1.290	1.244	1.217	1.170	1.135	1.104
370	2.719	2.317	2.099	1.960	1.863	1.790	1.733	1.687	1.649	1.616	1.564	1.523	1.490	1.441	1.404	1.364	1.319	1.289	1.243	1.217	1.169	1.133	1.103
380	2.719	2.317	2.098	1.960	1.862	1.790	1.733	1.686	1.648	1.616	1.563	1.523	1.490	1.440	1.403	1.363	1.318	1.288	1.242	1.216	1.168	1.132	1.101
390	2.718	2.316	2.098	1.959	1.862	1.789	1.732	1.686	1.648	1.615	1.563	1.522	1.489	1.440	1.403	1.363	1.318	1.288	1.242	1.215	1.168	1.131	1.100
400	2.718	2.316	2.098	1.959	1.862	1.789	1.732	1.686	1.647	1.615	1.562	1.522	1.489	1.439	1.402	1.362	1.317	1.287	1.241	1.214	1.167	1.130	1.098
420	2.718	2.315	2.097	1.958	1.861	1.788	1.731	1.685	1.646	1.614	1.562	1.521	1.488	1.438	1.402	1.361	1.316	1.286	1.240	1.213	1.165	1.128	1.096
440	2.717	2.315	2.096	1.958	1.860	1.788	1.730	1.684	1.646	1.613	1.561	1.520	1.487	1.437	1.401	1.360	1.315	1.285	1.239	1.212	1.164	1.126	1.093
460	2.716	2.314	2.096	1.957	1.860	1.787	1.730	1.684	1.645	1.613	1.560	1.519	1.487	1.437	1.400	1.360	1.314	1.284	1.237	1.211	1.162	1.125	1.091
480	2.716	2.314	2.095	1.957	1.859	1.786	1.729	1.683	1.645	1.612	1.560	1.519	1.486	1.436	1.399	1.359	1.314	1.283	1.237	1.210	1.161	1.123	1.089
500	2.716	2.313	2.095	1.956	1.859	1.786	1.729	1.683	1.644	1.612	1.559	1.518	1.485	1.435	1.399	1.358	1.313	1.282	1.236	1.209	1.160	1.122	1.087
600	2.714	2.311	2.093	1.954	1.857	1.784	1.727	1.680	1.642	1.609	1.557	1.516	1.483	1.433	1.396	1.356	1.310	1.279	1.232	1.205	1.155	1.116	1.079
700	2.713	2.310	2.092	1.953	1.856	1.783	1.725	1.679	1.640	1.608	1.555	1.514	1.481	1.431	1.394	1.354	1.308	1.277	1.230	1.202	1.152	1.111	1.073
800	2.712	2.309	2.091	1.952	1.854	1.781	1.724	1.678	1.639	1.607	1.554	1.513	1.480	1.430	1.393	1.352	1.306	1.275	1.228	1.200	1.149	1.108	1.068
900	2.711	2.308	2.090	1.951	1.854	1.781	1.723	1.677	1.638	1.606	1.553	1.512	1.479	1.429	1.392	1.351	1.305	1.274	1.226	1.198	1.147	1.105	1.064
1000	2.711	2.308	2.089	1.950	1.853	1.780	1.723	1.676	1.638	1.605	1.552	1.511	1.478	1.428	1.391	1.350	1.304	1.273	1.225	1.197	1.145	1.103	1.060
∞	2.706	2.303	2.084	1.945	1.847	1.774	1.717	1.670	1.632	1.599	1.546	1.505	1.471	1.421	1.383	1.342	1.295	1.263	1.214	1.185	1.130	1.082	1.000

附表 7-2　F 分布表

$$P\{F > F_\alpha(n_1, n_2)\} = \alpha$$

$$\alpha = 0.05$$

n_2 \ n_1	1	2	3	4	5	6	7	8	9	10	12	14	16	20	24	30	40	50	75	100	200	500	...
1	161.448	199.500	215.707	224.583	230.162	233.986	236.768	238.883	240.543	241.882	243.906	245.364	246.464	248.013	249.052	250.095	251.143	251.774	252.618	253.041	253.677	254.059	254.314
2	18.513	19.000	19.164	19.247	19.296	19.330	19.353	19.371	19.385	19.396	19.413	19.424	19.433	19.446	19.454	19.462	19.471	19.476	19.482	19.486	19.491	19.494	19.496
3	10.128	9.552	9.277	9.117	9.013	8.941	8.887	8.845	8.812	8.786	8.745	8.715	8.692	8.660	8.639	8.617	8.594	8.581	8.563	8.554	8.540	8.532	8.526
4	7.709	6.944	6.591	6.388	6.256	6.163	6.094	6.041	5.999	5.964	5.912	5.873	5.844	5.803	5.774	5.746	5.717	5.699	5.676	5.664	5.646	5.635	5.628
5	6.608	5.786	5.409	5.192	5.050	4.950	4.876	4.818	4.772	4.735	4.678	4.636	4.604	4.558	4.527	4.496	4.464	4.444	4.418	4.405	4.385	4.373	4.365
6	5.987	5.143	4.757	4.534	4.387	4.284	4.207	4.147	4.099	4.060	4.000	3.956	3.922	3.874	3.841	3.808	3.774	3.754	3.726	3.712	3.690	3.678	3.669
7	5.591	4.737	4.347	4.120	3.972	3.866	3.787	3.726	3.677	3.637	3.575	3.529	3.494	3.445	3.410	3.376	3.340	3.319	3.290	3.275	3.252	3.239	3.230
8	5.318	4.459	4.066	3.838	3.687	3.581	3.500	3.438	3.388	3.347	3.284	3.237	3.202	3.150	3.115	3.079	3.043	3.020	2.990	2.975	2.951	2.937	2.928
9	5.117	4.256	3.863	3.633	3.482	3.374	3.293	3.230	3.179	3.137	3.073	3.025	2.989	2.936	2.900	2.864	2.826	2.803	2.771	2.756	2.731	2.717	2.707
10	4.965	4.103	3.708	3.478	3.326	3.217	3.135	3.072	3.020	2.978	2.913	2.865	2.828	2.774	2.737	2.700	2.661	2.637	2.605	2.588	2.563	2.548	2.538
11	4.844	3.982	3.587	3.357	3.204	3.095	3.012	2.948	2.896	2.854	2.788	2.739	2.701	2.646	2.609	2.570	2.531	2.507	2.473	2.457	2.431	2.415	2.404
12	4.747	3.885	3.490	3.259	3.106	2.996	2.913	2.849	2.796	2.753	2.687	2.637	2.599	2.544	2.505	2.466	2.426	2.401	2.367	2.350	2.323	2.307	2.296
13	4.667	3.806	3.411	3.179	3.025	2.915	2.832	2.767	2.714	2.671	2.604	2.554	2.515	2.459	2.420	2.380	2.339	2.314	2.279	2.261	2.234	2.218	2.206

续表

n_2	1	2	3	4	5	6	7	8	9	10	12	14	16	20	24	30	40	50	75	100	200	500	...
														n_1									
14	4.600	3.739	3.344	3.112	2.958	2.848	2.764	2.699	2.646	2.602	2.534	2.484	2.445	2.388	2.349	2.308	2.266	2.241	2.205	2.187	2.159	2.142	2.131
15	4.543	3.682	3.287	3.056	2.901	2.790	2.707	2.641	2.588	2.544	2.475	2.424	2.385	2.328	2.288	2.247	2.204	2.178	2.142	2.123	2.095	2.078	2.066
16	4.494	3.634	3.239	3.007	2.852	2.741	2.657	2.591	2.538	2.494	2.425	2.373	2.333	2.276	2.235	2.194	2.151	2.124	2.087	2.068	2.039	2.022	2.010
17	4.451	3.592	3.197	2.965	2.810	2.699	2.614	2.548	2.494	2.450	2.381	2.329	2.289	2.230	2.190	2.148	2.104	2.077	2.040	2.020	1.991	1.973	1.960
18	4.414	3.555	3.160	2.928	2.773	2.661	2.577	2.510	2.456	2.412	2.342	2.290	2.250	2.191	2.150	2.107	2.063	2.035	1.998	1.978	1.948	1.929	1.917
19	4.381	3.522	3.127	2.895	2.740	2.628	2.544	2.477	2.423	2.378	2.308	2.256	2.215	2.155	2.114	2.071	2.026	1.999	1.960	1.940	1.910	1.891	1.878
20	4.351	3.493	3.098	2.866	2.711	2.599	2.514	2.447	2.393	2.348	2.278	2.225	2.184	2.124	2.082	2.039	1.994	1.966	1.927	1.907	1.875	1.856	1.843
21	4.325	3.467	3.072	2.840	2.685	2.573	2.488	2.420	2.366	2.321	2.250	2.197	2.156	2.096	2.054	2.010	1.965	1.936	1.897	1.876	1.845	1.825	1.812
22	4.301	3.443	3.049	2.817	2.661	2.549	2.464	2.397	2.342	2.297	2.226	2.173	2.131	2.071	2.028	1.984	1.938	1.909	1.869	1.849	1.817	1.797	1.783
23	4.279	3.422	3.028	2.796	2.640	2.528	2.442	2.375	2.320	2.275	2.204	2.150	2.109	2.048	2.005	1.961	1.914	1.885	1.844	1.823	1.791	1.771	1.757
24	4.260	3.403	3.009	2.776	2.621	2.508	2.423	2.355	2.300	2.255	2.183	2.130	2.088	2.027	1.984	1.939	1.892	1.863	1.822	1.800	1.768	1.747	1.733
25	4.242	3.385	2.991	2.759	2.603	2.490	2.405	2.337	2.282	2.236	2.165	2.111	2.069	2.007	1.964	1.919	1.872	1.842	1.801	1.779	1.746	1.725	1.711
26	4.225	3.369	2.975	2.743	2.587	2.474	2.388	2.321	2.265	2.220	2.148	2.094	2.052	1.990	1.946	1.901	1.853	1.823	1.782	1.760	1.726	1.705	1.691
27	4.210	3.354	2.960	2.728	2.572	2.459	2.373	2.305	2.250	2.204	2.132	2.078	2.036	1.974	1.930	1.884	1.836	1.806	1.764	1.742	1.708	1.686	1.672
28	4.196	3.340	2.947	2.714	2.558	2.445	2.359	2.291	2.236	2.190	2.118	2.064	2.021	1.959	1.915	1.869	1.820	1.790	1.747	1.725	1.691	1.669	1.654
29	4.183	3.328	2.934	2.701	2.545	2.432	2.346	2.278	2.223	2.177	2.104	2.050	2.007	1.945	1.901	1.854	1.806	1.775	1.732	1.710	1.675	1.653	1.638
30	4.171	3.316	2.922	2.690	2.534	2.421	2.334	2.266	2.211	2.165	2.092	2.037	1.995	1.932	1.887	1.841	1.792	1.761	1.718	1.695	1.660	1.637	1.622
31	4.160	3.305	2.911	2.679	2.523	2.409	2.323	2.255	2.199	2.153	2.080	2.026	1.983	1.920	1.875	1.828	1.779	1.748	1.704	1.681	1.646	1.623	1.608
32	4.149	3.295	2.901	2.668	2.512	2.399	2.313	2.244	2.189	2.142	2.070	2.015	1.972	1.908	1.864	1.817	1.767	1.736	1.692	1.669	1.633	1.610	1.594
33	4.139	3.285	2.892	2.659	2.503	2.389	2.303	2.235	2.179	2.133	2.060	2.004	1.961	1.898	1.853	1.806	1.756	1.724	1.680	1.657	1.620	1.597	1.581
34	4.130	3.276	2.883	2.650	2.494	2.380	2.294	2.225	2.170	2.123	2.050	1.995	1.952	1.888	1.843	1.795	1.745	1.713	1.669	1.645	1.609	1.585	1.569
35	4.121	3.267	2.874	2.641	2.485	2.372	2.285	2.217	2.161	2.114	2.041	1.986	1.942	1.878	1.833	1.786	1.735	1.703	1.658	1.635	1.598	1.574	1.558
36	4.113	3.259	2.866	2.634	2.477	2.364	2.277	2.209	2.153	2.106	2.033	1.977	1.934	1.870	1.824	1.776	1.726	1.694	1.648	1.625	1.587	1.564	1.547
37	4.105	3.252	2.859	2.626	2.470	2.356	2.270	2.201	2.145	2.098	2.025	1.969	1.926	1.861	1.816	1.768	1.717	1.685	1.639	1.615	1.577	1.553	1.537
38	4.098	3.245	2.852	2.619	2.463	2.349	2.262	2.194	2.138	2.091	2.017	1.962	1.918	1.853	1.808	1.760	1.708	1.676	1.630	1.606	1.568	1.544	1.527
39	4.091	3.238	2.845	2.612	2.456	2.342	2.255	2.187	2.131	2.084	2.010	1.954	1.911	1.846	1.800	1.752	1.700	1.668	1.622	1.597	1.559	1.535	1.518
40	4.085	3.232	2.839	2.606	2.449	2.336	2.249	2.180	2.124	2.077	2.003	1.948	1.904	1.839	1.793	1.744	1.693	1.660	1.614	1.589	1.551	1.526	1.509
42	4.073	3.220	2.827	2.594	2.438	2.324	2.237	2.168	2.112	2.065	1.991	1.935	1.891	1.826	1.780	1.731	1.679	1.646	1.599	1.574	1.535	1.510	1.492

续表

n_2	\ n_1 1	2	3	4	5	6	7	8	9	10	12	14	16	20	24	30	40	50	75	100	200	500	...
44	4.062	3.209	2.816	2.584	2.427	2.313	2.226	2.157	2.101	2.054	1.980	1.924	1.879	1.814	1.767	1.718	1.666	1.633	1.585	1.560	1.520	1.495	1.477
46	4.052	3.200	2.807	2.574	2.417	2.304	2.216	2.147	2.091	2.044	1.969	1.913	1.869	1.803	1.756	1.707	1.654	1.621	1.573	1.547	1.507	1.481	1.463
48	4.043	3.191	2.798	2.565	2.409	2.295	2.207	2.138	2.082	2.035	1.960	1.904	1.859	1.793	1.746	1.697	1.644	1.610	1.561	1.536	1.495	1.469	1.450
50	4.034	3.183	2.790	2.557	2.400	2.286	2.199	2.130	2.073	2.026	1.952	1.895	1.850	1.784	1.737	1.687	1.634	1.599	1.551	1.525	1.484	1.457	1.438
60	4.001	3.150	2.758	2.525	2.368	2.254	2.167	2.097	2.040	1.993	1.917	1.860	1.815	1.748	1.700	1.649	1.594	1.559	1.509	1.481	1.438	1.409	1.389
70	3.978	3.128	2.736	2.503	2.346	2.231	2.143	2.074	2.017	1.969	1.893	1.836	1.790	1.722	1.674	1.622	1.566	1.530	1.478	1.450	1.404	1.374	1.353
80	3.960	3.111	2.719	2.486	2.329	2.214	2.126	2.056	1.999	1.951	1.875	1.817	1.772	1.703	1.654	1.602	1.545	1.508	1.455	1.426	1.379	1.347	1.325
90	3.947	3.098	2.706	2.473	2.316	2.201	2.113	2.043	1.986	1.938	1.861	1.803	1.757	1.688	1.639	1.586	1.528	1.491	1.437	1.407	1.358	1.326	1.302
100	3.936	3.087	2.696	2.463	2.305	2.191	2.103	2.032	1.975	1.927	1.850	1.792	1.746	1.676	1.627	1.573	1.515	1.477	1.422	1.392	1.342	1.308	1.283
110	3.927	3.079	2.687	2.454	2.297	2.182	2.094	2.024	1.966	1.918	1.841	1.783	1.736	1.667	1.617	1.563	1.504	1.466	1.410	1.379	1.328	1.293	1.267
120	3.920	3.072	2.680	2.447	2.290	2.175	2.087	2.016	1.959	1.910	1.834	1.775	1.728	1.659	1.608	1.554	1.495	1.457	1.400	1.369	1.316	1.280	1.254
130	3.914	3.066	2.674	2.441	2.284	2.169	2.081	2.010	1.953	1.904	1.827	1.769	1.722	1.652	1.601	1.547	1.488	1.449	1.391	1.359	1.306	1.270	1.242
140	3.909	3.061	2.669	2.436	2.279	2.164	2.076	2.005	1.947	1.899	1.822	1.763	1.716	1.646	1.595	1.541	1.481	1.442	1.384	1.352	1.298	1.260	1.232
150	3.904	3.056	2.665	2.432	2.274	2.160	2.071	2.001	1.943	1.894	1.817	1.758	1.711	1.641	1.590	1.535	1.475	1.436	1.377	1.345	1.290	1.252	1.223
160	3.900	3.053	2.661	2.428	2.271	2.156	2.067	1.997	1.939	1.890	1.813	1.754	1.707	1.637	1.586	1.531	1.470	1.430	1.372	1.339	1.283	1.244	1.214
170	3.897	3.049	2.658	2.425	2.267	2.152	2.064	1.993	1.935	1.887	1.810	1.750	1.703	1.633	1.582	1.526	1.466	1.426	1.367	1.334	1.277	1.238	1.207
180	3.894	3.046	2.655	2.422	2.264	2.149	2.061	1.990	1.932	1.884	1.806	1.747	1.700	1.629	1.578	1.523	1.462	1.422	1.362	1.329	1.272	1.231	1.200
190	3.891	3.043	2.652	2.419	2.262	2.147	2.058	1.987	1.929	1.881	1.803	1.744	1.697	1.626	1.575	1.519	1.458	1.418	1.358	1.324	1.267	1.226	1.194
200	3.888	3.041	2.650	2.417	2.259	2.144	2.056	1.985	1.927	1.878	1.801	1.742	1.694	1.623	1.572	1.516	1.455	1.415	1.354	1.321	1.263	1.221	1.189
210	3.886	3.039	2.648	2.415	2.257	2.142	2.053	1.983	1.925	1.876	1.799	1.739	1.692	1.621	1.569	1.514	1.452	1.412	1.351	1.317	1.259	1.216	1.183
220	3.884	3.037	2.646	2.413	2.255	2.140	2.051	1.981	1.923	1.874	1.796	1.737	1.690	1.618	1.567	1.511	1.450	1.409	1.348	1.314	1.255	1.212	1.179
230	3.882	3.035	2.644	2.411	2.253	2.138	2.050	1.979	1.921	1.872	1.794	1.735	1.688	1.616	1.565	1.509	1.447	1.406	1.345	1.311	1.252	1.208	1.174
240	3.880	3.033	2.642	2.409	2.252	2.136	2.048	1.977	1.919	1.870	1.793	1.733	1.686	1.614	1.563	1.507	1.445	1.404	1.343	1.308	1.248	1.205	1.170
250	3.879	3.032	2.641	2.408	2.250	2.135	2.046	1.976	1.917	1.869	1.791	1.732	1.684	1.613	1.561	1.505	1.443	1.402	1.341	1.306	1.246	1.202	1.166
260	3.877	3.031	2.639	2.406	2.249	2.134	2.045	1.974	1.916	1.867	1.790	1.730	1.683	1.611	1.559	1.503	1.441	1.400	1.338	1.304	1.243	1.198	1.162
270	3.876	3.029	2.638	2.405	2.247	2.132	2.044	1.973	1.915	1.866	1.788	1.729	1.681	1.610	1.558	1.502	1.439	1.398	1.336	1.301	1.240	1.196	1.159
280	3.875	3.028	2.637	2.404	2.246	2.131	2.042	1.972	1.913	1.865	1.787	1.727	1.680	1.608	1.556	1.500	1.438	1.396	1.335	1.299	1.238	1.193	1.156
290	3.874	3.027	2.636	2.403	2.245	2.130	2.041	1.970	1.912	1.863	1.786	1.726	1.678	1.607	1.555	1.499	1.436	1.395	1.333	1.298	1.236	1.190	1.153

续表

| n_2 | n_1 | | | | | | | | | | | | | | | | | | | | | | |
---	1	2	3	4	5	6	7	8	9	10	12	14	16	20	24	30	40	50	75	100	200	500	...
300	3.873	3.026	2.635	2.402	2.244	2.129	2.040	1.969	1.911	1.862	1.785	1.725	1.677	1.606	1.554	1.497	1.435	1.393	1.331	1.296	1.234	1.188	1.150
310	3.872	3.025	2.634	2.401	2.243	2.128	2.039	1.968	1.910	1.861	1.783	1.724	1.676	1.605	1.553	1.496	1.434	1.392	1.330	1.294	1.232	1.186	1.147
320	3.871	3.024	2.633	2.400	2.242	2.127	2.038	1.967	1.909	1.860	1.783	1.723	1.675	1.603	1.551	1.495	1.432	1.391	1.328	1.293	1.230	1.184	1.145
330	3.870	3.023	2.632	2.399	2.241	2.126	2.037	1.966	1.908	1.859	1.782	1.722	1.674	1.602	1.550	1.494	1.431	1.389	1.327	1.291	1.228	1.182	1.142
340	3.869	3.022	2.631	2.398	2.241	2.125	2.037	1.966	1.907	1.859	1.781	1.721	1.673	1.602	1.549	1.493	1.430	1.388	1.326	1.290	1.227	1.180	1.140
350	3.868	3.022	2.630	2.397	2.240	2.125	2.036	1.965	1.907	1.858	1.780	1.720	1.672	1.601	1.549	1.492	1.429	1.387	1.324	1.289	1.225	1.178	1.138
360	3.867	3.021	2.630	2.397	2.239	2.124	2.035	1.964	1.906	1.857	1.779	1.719	1.672	1.600	1.548	1.491	1.428	1.386	1.323	1.287	1.224	1.176	1.136
370	3.867	3.020	2.629	2.396	2.238	2.123	2.034	1.963	1.905	1.856	1.778	1.719	1.671	1.599	1.547	1.490	1.427	1.385	1.322	1.286	1.223	1.174	1.134
380	3.866	3.019	2.628	2.395	2.238	2.122	2.034	1.963	1.905	1.856	1.778	1.718	1.670	1.598	1.546	1.489	1.426	1.384	1.321	1.285	1.221	1.173	1.132
390	3.865	3.019	2.628	2.395	2.237	2.122	2.033	1.962	1.904	1.855	1.777	1.717	1.669	1.598	1.545	1.489	1.425	1.383	1.320	1.284	1.220	1.171	1.130
400	3.865	3.018	2.627	2.394	2.237	2.121	2.032	1.962	1.903	1.854	1.776	1.717	1.669	1.597	1.545	1.488	1.425	1.383	1.319	1.283	1.219	1.170	1.128
420	3.864	3.017	2.626	2.393	2.235	2.120	2.031	1.960	1.902	1.853	1.775	1.715	1.668	1.596	1.543	1.486	1.423	1.381	1.318	1.281	1.217	1.167	1.125
440	3.863	3.016	2.625	2.392	2.235	2.119	2.030	1.959	1.901	1.852	1.774	1.714	1.667	1.594	1.542	1.485	1.422	1.380	1.316	1.280	1.215	1.165	1.121
460	3.862	3.015	2.624	2.391	2.234	2.118	2.029	1.959	1.900	1.851	1.773	1.713	1.666	1.593	1.541	1.484	1.421	1.378	1.315	1.278	1.213	1.163	1.118
480	3.861	3.015	2.623	2.391	2.233	2.117	2.029	1.958	1.899	1.850	1.772	1.712	1.665	1.592	1.540	1.483	1.420	1.377	1.313	1.277	1.211	1.161	1.116
500	3.860	3.014	2.623	2.390	2.232	2.117	2.028	1.957	1.899	1.850	1.772	1.712	1.664	1.592	1.539	1.482	1.419	1.376	1.312	1.275	1.210	1.159	1.113
600	3.857	3.011	2.620	2.387	2.229	2.114	2.025	1.954	1.895	1.846	1.768	1.708	1.660	1.588	1.536	1.478	1.414	1.372	1.307	1.270	1.203	1.151	1.103
700	3.855	3.009	2.618	2.385	2.227	2.112	2.023	1.952	1.893	1.844	1.766	1.706	1.658	1.586	1.533	1.476	1.412	1.369	1.304	1.266	1.199	1.145	1.094
800	3.853	3.007	2.616	2.383	2.225	2.110	2.021	1.950	1.892	1.843	1.764	1.704	1.656	1.584	1.531	1.473	1.409	1.366	1.301	1.264	1.195	1.141	1.088
900	3.852	3.006	2.615	2.382	2.224	2.109	2.020	1.949	1.890	1.841	1.763	1.703	1.655	1.582	1.529	1.472	1.408	1.365	1.299	1.261	1.193	1.137	1.083
1000	3.851	3.005	2.614	2.381	2.223	2.108	2.019	1.948	1.889	1.840	1.762	1.702	1.654	1.581	1.528	1.471	1.406	1.363	1.298	1.260	1.190	1.134	1.078
∞	3.841	2.996	2.605	2.372	2.214	2.099	2.010	1.938	1.880	1.831	1.752	1.692	1.644	1.571	1.517	1.459	1.394	1.350	1.283	1.243	1.170	1.106	1.000

附表7-3 F分布表

$$P\{F > F_\alpha(n_1, n_2)\} = \alpha$$

$$\alpha = 0.025$$

n_2 \ n_1	1	2	3	4	5	6	7	8	9	10	12	14	16	20	24	30	40	50	75	100	200	500	∞
1	647.789	799.500	864.163	899.583	921.848	937.111	948.217	956.656	963.285	968.627	976.708	982.528	986.919	993.103	997.249	1001.414	1005.598	1008.117	1011.486	1013.175	1015.713	1017.240	1018.258
2	38.506	39.000	39.165	39.248	39.298	39.331	39.355	39.373	39.387	39.398	39.415	39.427	39.435	39.448	39.456	39.465	39.473	39.478	39.485	39.488	39.493	39.496	39.498
3	17.443	16.044	15.439	15.101	14.885	14.735	14.624	14.540	14.473	14.419	14.337	14.277	14.232	14.167	14.124	14.081	14.037	14.010	13.974	13.956	13.929	13.913	13.902
4	12.218	10.649	9.979	9.605	9.364	9.197	9.074	8.980	8.905	8.844	8.751	8.684	8.633	8.560	8.511	8.461	8.411	8.381	8.340	8.319	8.289	8.270	8.257
5	10.007	8.434	7.764	7.388	7.146	6.978	6.853	6.757	6.681	6.619	6.525	6.456	6.403	6.329	6.278	6.227	6.175	6.144	6.101	6.080	6.048	6.028	6.015
6	8.813	7.260	6.599	6.227	5.988	5.820	5.695	5.600	5.523	5.461	5.366	5.297	5.244	5.168	5.117	5.065	5.012	4.980	4.937	4.915	4.882	4.862	4.849
7	8.073	6.542	5.890	5.523	5.285	5.119	4.995	4.899	4.823	4.761	4.666	4.596	4.543	4.467	4.415	4.362	4.309	4.276	4.232	4.210	4.176	4.156	4.142
8	7.571	6.059	5.416	5.053	4.817	4.652	4.529	4.433	4.357	4.295	4.200	4.130	4.076	3.999	3.947	3.894	3.840	3.807	3.762	3.739	3.705	3.684	3.670
9	7.209	5.715	5.078	4.718	4.484	4.320	4.197	4.102	4.026	3.964	3.868	3.798	3.744	3.667	3.614	3.560	3.505	3.472	3.426	3.403	3.368	3.347	3.333
10	6.937	5.456	4.826	4.468	4.236	4.072	3.950	3.855	3.779	3.717	3.621	3.550	3.496	3.419	3.365	3.311	3.255	3.221	3.175	3.152	3.116	3.094	3.080
11	6.724	5.256	4.630	4.275	4.044	3.881	3.759	3.664	3.588	3.526	3.430	3.359	3.304	3.226	3.173	3.118	3.061	3.027	2.980	2.956	2.920	2.898	2.883
12	6.554	5.096	4.474	4.121	3.891	3.728	3.607	3.512	3.436	3.374	3.277	3.206	3.152	3.073	3.019	2.963	2.906	2.871	2.824	2.800	2.763	2.740	2.725
13	6.414	4.965	4.347	3.996	3.767	3.604	3.483	3.388	3.312	3.250	3.153	3.082	3.027	2.948	2.893	2.837	2.780	2.744	2.696	2.671	2.634	2.611	2.595

n_2 \ n_1	1	2	3	4	5	6	7	8	9	10	12	14	16	20	24	30	40	50	75	100	200	500	∞
14	6.298	4.857	4.242	3.892	3.663	3.501	3.380	3.285	3.209	3.147	3.050	2.979	2.923	2.844	2.789	2.732	2.674	2.638	2.590	2.565	2.526	2.503	2.487
15	6.200	4.765	4.153	3.804	3.576	3.415	3.293	3.199	3.123	3.060	2.963	2.891	2.836	2.756	2.701	2.644	2.585	2.549	2.499	2.474	2.435	2.411	2.395
16	6.115	4.687	4.077	3.729	3.502	3.341	3.219	3.125	3.049	2.986	2.889	2.817	2.761	2.681	2.625	2.568	2.509	2.472	2.422	2.396	2.357	2.333	2.316
17	6.042	4.619	4.011	3.665	3.438	3.277	3.156	3.061	2.985	2.922	2.825	2.753	2.697	2.616	2.560	2.502	2.442	2.405	2.355	2.329	2.289	2.264	2.247
18	5.978	4.560	3.954	3.608	3.382	3.221	3.100	3.005	2.929	2.866	2.769	2.696	2.640	2.559	2.503	2.445	2.384	2.347	2.296	2.269	2.229	2.204	2.187
19	5.922	4.508	3.903	3.559	3.333	3.172	3.051	2.956	2.880	2.817	2.720	2.647	2.591	2.509	2.452	2.394	2.333	2.295	2.243	2.217	2.176	2.150	2.133
20	5.871	4.461	3.859	3.515	3.289	3.128	3.007	2.913	2.837	2.774	2.676	2.603	2.547	2.464	2.408	2.349	2.287	2.249	2.197	2.170	2.128	2.103	2.085
21	5.827	4.420	3.819	3.475	3.250	3.090	2.969	2.874	2.798	2.735	2.637	2.564	2.507	2.425	2.368	2.308	2.246	2.208	2.155	2.128	2.086	2.060	2.042
22	5.786	4.383	3.783	3.440	3.215	3.055	2.934	2.839	2.763	2.700	2.602	2.528	2.472	2.389	2.331	2.272	2.210	2.171	2.118	2.090	2.047	2.021	2.003
23	5.750	4.349	3.750	3.408	3.183	3.023	2.902	2.808	2.731	2.668	2.570	2.497	2.440	2.357	2.299	2.239	2.176	2.137	2.084	2.056	2.013	1.986	1.968
24	5.717	4.319	3.721	3.379	3.155	2.995	2.874	2.779	2.703	2.640	2.541	2.468	2.411	2.327	2.269	2.209	2.146	2.107	2.052	2.024	1.981	1.954	1.935
25	5.686	4.291	3.694	3.353	3.129	2.969	2.848	2.753	2.677	2.613	2.515	2.441	2.384	2.300	2.242	2.182	2.118	2.079	2.024	1.996	1.952	1.924	1.906
26	5.659	4.265	3.670	3.329	3.105	2.945	2.824	2.729	2.653	2.590	2.491	2.417	2.360	2.276	2.217	2.157	2.093	2.053	1.998	1.969	1.925	1.897	1.878
27	5.633	4.242	3.647	3.307	3.083	2.923	2.802	2.707	2.631	2.568	2.469	2.395	2.337	2.253	2.195	2.133	2.069	2.029	1.974	1.945	1.900	1.872	1.853
28	5.610	4.221	3.626	3.286	3.063	2.903	2.782	2.687	2.611	2.547	2.448	2.374	2.317	2.232	2.174	2.112	2.048	2.007	1.951	1.922	1.877	1.848	1.829
29	5.588	4.201	3.607	3.267	3.044	2.884	2.763	2.669	2.592	2.529	2.430	2.355	2.298	2.213	2.154	2.092	2.028	1.987	1.931	1.901	1.855	1.827	1.807
30	5.568	4.182	3.589	3.250	3.026	2.867	2.746	2.651	2.575	2.511	2.412	2.338	2.280	2.195	2.136	2.074	2.009	1.968	1.911	1.882	1.835	1.806	1.787
31	5.549	4.165	3.573	3.234	3.010	2.851	2.730	2.635	2.558	2.495	2.396	2.321	2.263	2.178	2.119	2.057	1.991	1.950	1.893	1.863	1.817	1.788	1.768
32	5.531	4.149	3.557	3.218	2.995	2.836	2.715	2.620	2.543	2.480	2.381	2.306	2.248	2.163	2.103	2.041	1.975	1.934	1.876	1.846	1.799	1.770	1.750
33	5.515	4.134	3.543	3.204	2.981	2.822	2.701	2.606	2.529	2.466	2.366	2.292	2.234	2.148	2.088	2.026	1.960	1.918	1.860	1.830	1.783	1.753	1.733
34	5.499	4.120	3.529	3.191	2.968	2.808	2.688	2.593	2.516	2.453	2.353	2.278	2.220	2.135	2.075	2.012	1.946	1.904	1.846	1.815	1.767	1.737	1.717
35	5.485	4.106	3.517	3.179	2.956	2.796	2.676	2.581	2.504	2.440	2.341	2.266	2.207	2.122	2.062	1.999	1.932	1.890	1.832	1.801	1.753	1.722	1.702
36	5.471	4.094	3.505	3.167	2.944	2.785	2.664	2.569	2.492	2.429	2.329	2.254	2.196	2.110	2.049	1.986	1.919	1.877	1.818	1.787	1.739	1.708	1.687
37	5.458	4.082	3.493	3.156	2.933	2.774	2.653	2.558	2.481	2.418	2.318	2.243	2.184	2.098	2.038	1.974	1.907	1.865	1.806	1.775	1.726	1.695	1.674
38	5.446	4.071	3.483	3.145	2.923	2.763	2.643	2.548	2.471	2.407	2.307	2.232	2.174	2.088	2.027	1.963	1.896	1.854	1.794	1.763	1.713	1.682	1.661
39	5.435	4.061	3.473	3.135	2.913	2.754	2.633	2.538	2.461	2.397	2.298	2.222	2.164	2.077	2.017	1.953	1.885	1.843	1.783	1.751	1.702	1.670	1.649
40	5.424	4.051	3.463	3.126	2.904	2.744	2.624	2.529	2.452	2.388	2.288	2.213	2.154	2.068	2.007	1.943	1.875	1.832	1.772	1.741	1.691	1.659	1.637
42	5.404	4.033	3.446	3.109	2.887	2.727	2.607	2.512	2.435	2.371	2.271	2.196	2.137	2.050	1.989	1.924	1.856	1.813	1.752	1.720	1.670	1.638	1.615

续表

n_2 \ n_1	1	2	3	4	5	6	7	8	9	10	12	14	16	20	24	30	40	50	75	100	200	500	∞
44	5.386	4.016	3.430	3.093	2.871	2.712	2.591	2.496	2.419	2.355	2.255	2.180	2.121	2.034	1.972	1.908	1.839	1.796	1.734	1.702	1.651	1.618	1.596
46	5.369	4.001	3.415	3.079	2.857	2.698	2.577	2.482	2.405	2.341	2.241	2.165	2.106	2.019	1.957	1.893	1.824	1.780	1.718	1.685	1.634	1.600	1.578
48	5.354	3.987	3.402	3.066	2.844	2.685	2.565	2.470	2.393	2.329	2.228	2.152	2.093	2.006	1.944	1.879	1.809	1.765	1.703	1.670	1.618	1.584	1.561
50	5.340	3.975	3.390	3.054	2.833	2.674	2.553	2.458	2.381	2.317	2.216	2.140	2.081	1.993	1.931	1.866	1.796	1.752	1.689	1.656	1.603	1.569	1.545
60	5.286	3.925	3.343	3.008	2.786	2.627	2.507	2.412	2.334	2.270	2.169	2.093	2.033	1.944	1.882	1.815	1.744	1.699	1.634	1.599	1.543	1.507	1.482
70	5.247	3.890	3.309	2.975	2.754	2.595	2.474	2.379	2.302	2.237	2.136	2.059	1.999	1.910	1.847	1.779	1.707	1.660	1.594	1.558	1.500	1.463	1.436
80	5.218	3.864	3.284	2.950	2.730	2.571	2.450	2.355	2.277	2.213	2.111	2.035	1.974	1.884	1.820	1.752	1.679	1.632	1.564	1.527	1.467	1.428	1.400
90	5.196	3.844	3.265	2.932	2.711	2.552	2.432	2.336	2.259	2.194	2.092	2.015	1.955	1.864	1.800	1.731	1.657	1.610	1.540	1.503	1.441	1.401	1.371
100	5.179	3.828	3.250	2.917	2.696	2.537	2.417	2.321	2.244	2.179	2.077	2.000	1.939	1.849	1.784	1.715	1.640	1.592	1.522	1.483	1.420	1.378	1.347
110	5.164	3.815	3.237	2.904	2.684	2.525	2.405	2.309	2.232	2.167	2.065	1.988	1.927	1.836	1.771	1.701	1.626	1.577	1.506	1.467	1.403	1.359	1.327
120	5.152	3.805	3.227	2.894	2.674	2.515	2.395	2.299	2.222	2.157	2.055	1.977	1.916	1.825	1.760	1.690	1.614	1.565	1.493	1.454	1.388	1.343	1.310
130	5.142	3.796	3.218	2.886	2.666	2.507	2.386	2.291	2.213	2.148	2.046	1.969	1.907	1.816	1.750	1.680	1.604	1.555	1.482	1.442	1.375	1.330	1.296
140	5.134	3.788	3.211	2.879	2.658	2.500	2.379	2.284	2.206	2.141	2.039	1.961	1.900	1.808	1.743	1.672	1.596	1.546	1.472	1.432	1.364	1.318	1.283
150	5.126	3.781	3.204	2.872	2.652	2.494	2.373	2.278	2.200	2.135	2.032	1.955	1.893	1.801	1.736	1.665	1.588	1.538	1.464	1.423	1.355	1.307	1.271
160	5.120	3.775	3.199	2.867	2.647	2.488	2.368	2.272	2.194	2.129	2.027	1.949	1.887	1.796	1.730	1.659	1.582	1.531	1.457	1.416	1.346	1.298	1.261
170	5.114	3.770	3.194	2.862	2.642	2.483	2.363	2.267	2.189	2.125	2.022	1.944	1.882	1.790	1.724	1.653	1.576	1.525	1.451	1.409	1.339	1.290	1.252
180	5.109	3.766	3.189	2.858	2.638	2.479	2.359	2.263	2.185	2.120	2.018	1.940	1.878	1.786	1.720	1.649	1.571	1.520	1.445	1.403	1.332	1.282	1.244
190	5.104	3.761	3.186	2.854	2.634	2.475	2.355	2.259	2.181	2.116	2.014	1.936	1.874	1.782	1.715	1.644	1.566	1.515	1.440	1.398	1.326	1.275	1.236
200	5.100	3.758	3.182	2.850	2.630	2.472	2.351	2.256	2.178	2.113	2.010	1.932	1.870	1.778	1.712	1.640	1.562	1.511	1.435	1.393	1.320	1.269	1.229
210	5.097	3.754	3.179	2.847	2.627	2.469	2.348	2.253	2.175	2.110	2.007	1.929	1.867	1.775	1.708	1.637	1.558	1.507	1.431	1.388	1.315	1.263	1.223
220	5.093	3.751	3.176	2.844	2.625	2.466	2.345	2.250	2.172	2.107	2.004	1.926	1.864	1.772	1.705	1.634	1.555	1.503	1.427	1.384	1.311	1.258	1.217
230	5.090	3.749	3.173	2.842	2.622	2.464	2.343	2.247	2.169	2.104	2.002	1.923	1.861	1.769	1.702	1.631	1.552	1.500	1.424	1.381	1.307	1.253	1.211
240	5.088	3.746	3.171	2.839	2.620	2.461	2.341	2.245	2.167	2.102	1.999	1.921	1.859	1.766	1.700	1.628	1.549	1.497	1.420	1.377	1.303	1.249	1.206
250	5.085	3.744	3.169	2.837	2.618	2.459	2.338	2.243	2.165	2.100	1.997	1.919	1.857	1.764	1.697	1.625	1.546	1.495	1.417	1.374	1.299	1.245	1.201
260	5.083	3.742	3.167	2.835	2.616	2.457	2.336	2.241	2.163	2.098	1.995	1.917	1.855	1.762	1.695	1.623	1.544	1.492	1.415	1.371	1.296	1.241	1.197
270	5.080	3.740	3.165	2.833	2.614	2.455	2.335	2.239	2.161	2.096	1.993	1.915	1.853	1.760	1.693	1.621	1.542	1.490	1.412	1.368	1.293	1.237	1.193
280	5.078	3.738	3.163	2.832	2.612	2.454	2.333	2.237	2.159	2.094	1.991	1.913	1.851	1.758	1.691	1.619	1.540	1.487	1.410	1.366	1.290	1.234	1.189
290	5.076	3.736	3.161	2.830	2.610	2.452	2.331	2.236	2.158	2.093	1.990	1.911	1.849	1.756	1.689	1.617	1.538	1.485	1.408	1.363	1.287	1.231	1.185

续表

n_2	1	2	3	4	5	6	7	8	9	10	12	14	16	20	24	30	40	50	75	100	200	500	∞
300	5.075	3.735	3.160	2.829	2.609	2.451	2.330	2.234	2.156	2.091	1.988	1.910	1.848	1.755	1.688	1.616	1.536	1.484	1.405	1.361	1.285	1.228	1.182
310	5.073	3.733	3.158	2.827	2.608	2.449	2.329	2.233	2.155	2.090	1.987	1.908	1.846	1.753	1.686	1.614	1.534	1.482	1.404	1.359	1.282	1.225	1.178
320	5.071	3.732	3.157	2.826	2.606	2.448	2.327	2.232	2.154	2.089	1.986	1.907	1.845	1.752	1.685	1.612	1.533	1.480	1.402	1.357	1.280	1.223	1.175
330	5.070	3.730	3.156	2.825	2.605	2.447	2.326	2.230	2.152	2.087	1.984	1.906	1.844	1.751	1.683	1.611	1.531	1.479	1.400	1.355	1.278	1.220	1.172
340	5.069	3.729	3.155	2.824	2.604	2.446	2.325	2.229	2.151	2.086	1.983	1.905	1.842	1.749	1.682	1.610	1.530	1.477	1.398	1.354	1.276	1.218	1.169
350	5.067	3.728	3.154	2.822	2.603	2.444	2.324	2.228	2.150	2.085	1.982	1.903	1.841	1.748	1.681	1.608	1.529	1.476	1.397	1.352	1.274	1.215	1.166
360	5.066	3.727	3.153	2.821	2.602	2.443	2.323	2.227	2.149	2.084	1.981	1.902	1.840	1.747	1.680	1.607	1.527	1.474	1.395	1.351	1.272	1.213	1.164
370	5.065	3.726	3.152	2.820	2.601	2.442	2.322	2.226	2.148	2.083	1.980	1.901	1.839	1.746	1.679	1.606	1.526	1.473	1.394	1.349	1.270	1.211	1.161
380	5.064	3.725	3.151	2.820	2.600	2.442	2.321	2.225	2.147	2.082	1.979	1.900	1.838	1.745	1.678	1.605	1.525	1.472	1.393	1.348	1.269	1.209	1.159
390	5.063	3.724	3.150	2.819	2.599	2.441	2.320	2.224	2.146	2.081	1.978	1.900	1.837	1.744	1.677	1.604	1.524	1.471	1.392	1.347	1.267	1.208	1.157
400	5.062	3.723	3.149	2.818	2.598	2.440	2.319	2.224	2.146	2.080	1.977	1.899	1.836	1.743	1.676	1.603	1.523	1.470	1.390	1.345	1.266	1.206	1.154
420	5.060	3.721	3.147	2.816	2.597	2.438	2.318	2.222	2.144	2.079	1.976	1.897	1.835	1.741	1.674	1.601	1.521	1.468	1.388	1.343	1.263	1.203	1.150
440	5.058	3.720	3.146	2.815	2.595	2.437	2.316	2.221	2.143	2.078	1.974	1.896	1.833	1.740	1.673	1.600	1.519	1.466	1.386	1.341	1.261	1.200	1.147
460	5.057	3.719	3.145	2.814	2.594	2.436	2.315	2.219	2.141	2.076	1.973	1.894	1.832	1.739	1.671	1.598	1.518	1.465	1.385	1.339	1.258	1.197	1.143
480	5.056	3.717	3.143	2.813	2.593	2.435	2.314	2.218	2.140	2.075	1.972	1.893	1.831	1.737	1.670	1.597	1.516	1.463	1.383	1.337	1.256	1.194	1.140
500	5.054	3.716	3.142	2.811	2.592	2.434	2.313	2.217	2.139	2.074	1.971	1.892	1.830	1.736	1.669	1.596	1.515	1.462	1.381	1.336	1.254	1.192	1.137
600	5.049	3.712	3.138	2.807	2.588	2.429	2.309	2.213	2.135	2.070	1.966	1.888	1.825	1.732	1.664	1.591	1.510	1.456	1.375	1.329	1.246	1.182	1.124
700	5.046	3.708	3.135	2.804	2.585	2.426	2.306	2.210	2.132	2.067	1.963	1.885	1.822	1.728	1.661	1.587	1.506	1.452	1.371	1.324	1.241	1.175	1.114
800	5.043	3.706	3.132	2.802	2.582	2.424	2.303	2.208	2.130	2.064	1.961	1.882	1.820	1.726	1.658	1.585	1.503	1.449	1.368	1.321	1.237	1.170	1.106
900	5.041	3.704	3.131	2.800	2.581	2.422	2.302	2.206	2.128	2.063	1.959	1.880	1.818	1.724	1.656	1.582	1.501	1.447	1.365	1.318	1.233	1.165	1.099
1000	5.039	3.703	3.129	2.799	2.579	2.421	2.300	2.204	2.126	2.061	1.958	1.879	1.816	1.722	1.654	1.581	1.499	1.445	1.363	1.316	1.230	1.162	1.094
∞	5.024	3.689	3.116	2.786	2.567	2.408	2.288	2.192	2.114	2.048	1.945	1.866	1.803	1.708	1.640	1.566	1.484	1.428	1.345	1.296	1.205	1.128	1.000

n_1

附表7-4　F分布表

$$P\{F > F_\alpha(n_1, n_2)\} = \alpha$$

$$\alpha = 0.01$$

n_2	n_1=1	2	3	4	5	6	7	8	9	10	12	14	16	20	24	30	40	50	75	100	200	500	...
1	4052.181	4999.500	5403.352	5624.583	5763.650	5858.986	5928.356	5981.070	6022.473	6055.847	6106.321	6142.674	6170.101	6208.730	6234.631	6260.649	6286.782	6302.517	6323.561	6334.110	6349.967	6359.501	6365.864
2	98.503	99.000	99.166	99.249	99.299	99.333	99.356	99.374	99.388	99.399	99.416	99.428	99.437	99.449	99.458	99.466	99.474	99.479	99.486	99.489	99.494	99.497	99.499
3	34.116	30.817	29.457	28.710	28.237	27.911	27.672	27.489	27.345	27.229	27.052	26.924	26.827	26.690	26.598	26.505	26.411	26.354	26.278	26.240	26.183	26.148	26.125
4	21.198	18.000	16.694	15.977	15.522	15.207	14.976	14.799	14.659	14.546	14.374	14.249	14.154	14.020	13.929	13.838	13.745	13.690	13.615	13.577	13.520	13.486	13.463
5	16.258	13.274	12.060	11.392	10.967	10.672	10.456	10.289	10.158	10.051	9.888	9.770	9.680	9.553	9.466	9.379	9.291	9.238	9.166	9.130	9.075	9.042	9.020
6	13.745	10.925	9.780	9.148	8.746	8.466	8.260	8.102	7.976	7.874	7.718	7.605	7.519	7.396	7.313	7.229	7.143	7.091	7.022	6.987	6.934	6.902	6.880
7	12.246	9.547	8.451	7.847	7.460	7.191	6.993	6.840	6.719	6.620	6.469	6.359	6.275	6.155	6.074	5.992	5.908	5.858	5.789	5.755	5.702	5.671	5.650
8	11.259	8.649	7.591	7.006	6.632	6.371	6.178	6.029	5.911	5.814	5.667	5.559	5.477	5.359	5.279	5.198	5.116	5.065	4.998	4.963	4.911	4.880	4.859
9	10.561	8.022	6.992	6.422	6.057	5.802	5.613	5.467	5.351	5.257	5.111	5.005	4.924	4.808	4.729	4.649	4.567	4.517	4.449	4.415	4.363	4.332	4.311
10	10.044	7.559	6.552	5.994	5.636	5.386	5.200	5.057	4.942	4.849	4.706	4.601	4.520	4.405	4.327	4.247	4.165	4.115	4.048	4.014	3.962	3.930	3.909
11	9.646	7.206	6.217	5.668	5.316	5.069	4.886	4.744	4.632	4.539	4.397	4.293	4.213	4.099	4.021	3.941	3.860	3.810	3.742	3.708	3.656	3.624	3.602
12	9.330	6.927	5.953	5.412	5.064	4.821	4.640	4.499	4.388	4.296	4.155	4.052	3.972	3.858	3.780	3.701	3.619	3.569	3.501	3.467	3.414	3.382	3.361
13	9.074	6.701	5.739	5.205	4.862	4.620	4.441	4.302	4.191	4.100	3.960	3.857	3.778	3.665	3.587	3.507	3.425	3.375	3.307	3.272	3.219	3.187	3.165

续表

n_2 \ n_1	1	2	3	4	5	6	7	8	9	10	12	14	16	20	24	30	40	50	75	100	200	500	...
14	8.862	6.515	5.564	5.035	4.695	4.456	4.278	4.140	4.030	3.939	3.800	3.698	3.619	3.505	3.427	3.348	3.266	3.215	3.147	3.112	3.059	3.026	3.004
15	8.683	6.359	5.417	4.893	4.556	4.318	4.142	4.004	3.895	3.805	3.666	3.564	3.485	3.372	3.294	3.214	3.132	3.081	3.012	2.977	2.923	2.891	2.868
16	8.531	6.226	5.292	4.773	4.437	4.202	4.026	3.890	3.780	3.691	3.553	3.451	3.372	3.259	3.181	3.101	3.018	2.967	2.898	2.863	2.808	2.775	2.753
17	8.400	6.112	5.185	4.669	4.336	4.102	3.927	3.791	3.682	3.593	3.455	3.353	3.275	3.162	3.084	3.003	2.920	2.869	2.800	2.764	2.709	2.676	2.653
18	8.285	6.013	5.092	4.579	4.248	4.015	3.841	3.705	3.597	3.508	3.371	3.269	3.190	3.077	2.999	2.919	2.835	2.784	2.714	2.678	2.623	2.589	2.566
19	8.185	5.926	5.010	4.500	4.171	3.939	3.765	3.631	3.523	3.434	3.297	3.195	3.116	3.003	2.925	2.844	2.761	2.709	2.639	2.602	2.547	2.512	2.489
20	8.096	5.849	4.938	4.431	4.103	3.871	3.699	3.564	3.457	3.368	3.231	3.130	3.051	2.938	2.859	2.778	2.695	2.643	2.572	2.535	2.479	2.445	2.421
21	8.017	5.780	4.874	4.369	4.042	3.812	3.640	3.506	3.398	3.310	3.173	3.072	2.993	2.880	2.801	2.720	2.636	2.584	2.512	2.475	2.419	2.384	2.360
22	7.945	5.719	4.817	4.313	3.988	3.758	3.587	3.453	3.346	3.258	3.121	3.019	2.941	2.827	2.749	2.667	2.583	2.531	2.459	2.422	2.365	2.329	2.305
23	7.881	5.664	4.765	4.264	3.939	3.710	3.539	3.406	3.299	3.211	3.074	2.973	2.894	2.781	2.702	2.620	2.535	2.483	2.411	2.373	2.316	2.280	2.256
24	7.823	5.614	4.718	4.218	3.895	3.667	3.496	3.363	3.256	3.168	3.032	2.930	2.852	2.738	2.659	2.577	2.492	2.440	2.367	2.329	2.271	2.235	2.211
25	7.770	5.568	4.675	4.177	3.855	3.627	3.457	3.324	3.217	3.129	2.993	2.892	2.813	2.699	2.620	2.538	2.453	2.400	2.327	2.289	2.230	2.194	2.169
26	7.721	5.526	4.637	4.140	3.818	3.591	3.421	3.288	3.182	3.094	2.958	2.857	2.778	2.664	2.585	2.503	2.417	2.364	2.290	2.252	2.193	2.156	2.131
27	7.677	5.488	4.601	4.106	3.785	3.558	3.388	3.256	3.149	3.062	2.926	2.824	2.746	2.632	2.552	2.470	2.384	2.330	2.256	2.218	2.159	2.122	2.097
28	7.636	5.453	4.568	4.074	3.754	3.528	3.358	3.226	3.120	3.032	2.896	2.795	2.716	2.602	2.522	2.440	2.354	2.300	2.225	2.187	2.127	2.090	2.064
29	7.598	5.420	4.538	4.045	3.725	3.499	3.330	3.198	3.092	3.005	2.868	2.767	2.689	2.574	2.495	2.412	2.325	2.271	2.197	2.158	2.097	2.060	2.034
30	7.562	5.390	4.510	4.018	3.699	3.473	3.304	3.173	3.067	2.979	2.843	2.742	2.663	2.549	2.469	2.386	2.299	2.245	2.170	2.131	2.070	2.032	2.006
31	7.530	5.362	4.484	3.993	3.675	3.449	3.281	3.149	3.043	2.955	2.820	2.718	2.640	2.525	2.445	2.362	2.275	2.220	2.145	2.106	2.044	2.006	1.980
32	7.499	5.336	4.459	3.969	3.652	3.427	3.258	3.127	3.021	2.934	2.798	2.696	2.618	2.503	2.423	2.340	2.252	2.198	2.122	2.082	2.021	1.982	1.956
33	7.471	5.312	4.437	3.948	3.630	3.406	3.238	3.106	3.000	2.913	2.777	2.676	2.597	2.482	2.402	2.319	2.231	2.176	2.100	2.060	1.998	1.959	1.933
34	7.444	5.289	4.416	3.927	3.611	3.386	3.218	3.087	2.981	2.894	2.758	2.657	2.578	2.463	2.383	2.299	2.211	2.156	2.080	2.040	1.977	1.938	1.911
35	7.419	5.268	4.396	3.908	3.592	3.368	3.200	3.069	2.963	2.876	2.740	2.639	2.560	2.445	2.364	2.281	2.193	2.137	2.060	2.020	1.957	1.918	1.891
36	7.396	5.248	4.377	3.890	3.574	3.351	3.183	3.052	2.946	2.859	2.723	2.622	2.543	2.428	2.347	2.263	2.175	2.120	2.042	2.002	1.939	1.899	1.872
37	7.373	5.229	4.360	3.873	3.558	3.334	3.167	3.036	2.930	2.843	2.707	2.606	2.527	2.412	2.331	2.247	2.159	2.103	2.025	1.985	1.921	1.881	1.854
38	7.353	5.211	4.343	3.858	3.542	3.319	3.152	3.021	2.915	2.828	2.692	2.591	2.512	2.397	2.316	2.232	2.143	2.087	2.009	1.968	1.904	1.864	1.837
39	7.333	5.194	4.327	3.843	3.528	3.305	3.137	3.006	2.901	2.814	2.678	2.577	2.498	2.382	2.302	2.217	2.128	2.072	1.994	1.953	1.889	1.848	1.820
40	7.314	5.179	4.313	3.828	3.514	3.291	3.124	2.993	2.888	2.801	2.665	2.563	2.484	2.369	2.288	2.203	2.114	2.058	1.980	1.938	1.874	1.833	1.805

续表

n_2	n_1																						
	1	2	3	4	5	6	7	8	9	10	12	14	16	20	24	30	40	50	75	100	200	500	...
42	7.280	5.149	4.285	3.802	3.488	3.266	3.099	2.968	2.863	2.776	2.640	2.539	2.460	2.344	2.263	2.178	2.088	2.032	1.953	1.911	1.846	1.804	1.776
44	7.248	5.123	4.261	3.778	3.465	3.243	3.076	2.946	2.840	2.754	2.618	2.516	2.437	2.321	2.240	2.155	2.065	2.008	1.929	1.887	1.821	1.779	1.750
46	7.220	5.099	4.238	3.757	3.444	3.222	3.056	2.925	2.820	2.733	2.598	2.496	2.417	2.301	2.220	2.134	2.044	1.987	1.906	1.864	1.797	1.755	1.726
48	7.194	5.077	4.218	3.737	3.425	3.204	3.037	2.907	2.802	2.715	2.579	2.478	2.399	2.282	2.201	2.115	2.024	1.967	1.886	1.844	1.776	1.733	1.704
50	7.171	5.057	4.199	3.720	3.408	3.186	3.020	2.890	2.785	2.698	2.562	2.461	2.382	2.265	2.183	2.098	2.007	1.949	1.868	1.825	1.757	1.713	1.683
60	7.077	4.977	4.126	3.649	3.339	3.119	2.953	2.823	2.718	2.632	2.496	2.394	2.315	2.198	2.115	2.028	1.936	1.877	1.794	1.749	1.678	1.633	1.601
70	7.011	4.922	4.074	3.600	3.291	3.071	2.906	2.777	2.672	2.585	2.450	2.348	2.268	2.150	2.067	1.980	1.886	1.826	1.741	1.695	1.622	1.574	1.540
80	6.963	4.881	4.036	3.563	3.255	3.036	2.871	2.742	2.637	2.551	2.415	2.313	2.233	2.115	2.032	1.944	1.849	1.788	1.702	1.655	1.579	1.530	1.494
90	6.925	4.849	4.007	3.535	3.228	3.009	2.845	2.715	2.611	2.524	2.389	2.286	2.206	2.088	2.004	1.916	1.820	1.759	1.671	1.623	1.546	1.494	1.457
100	6.895	4.824	3.984	3.513	3.206	2.988	2.823	2.694	2.590	2.503	2.368	2.265	2.185	2.067	1.983	1.893	1.797	1.735	1.646	1.598	1.518	1.466	1.427
110	6.871	4.803	3.965	3.495	3.188	2.970	2.806	2.677	2.573	2.486	2.350	2.248	2.168	2.049	1.965	1.875	1.778	1.716	1.626	1.577	1.496	1.442	1.402
120	6.851	4.787	3.949	3.480	3.174	2.956	2.792	2.663	2.559	2.472	2.336	2.234	2.154	2.035	1.950	1.860	1.763	1.700	1.609	1.559	1.477	1.421	1.381
130	6.834	4.772	3.936	3.467	3.161	2.944	2.780	2.651	2.547	2.460	2.324	2.222	2.141	2.022	1.938	1.847	1.750	1.686	1.595	1.544	1.461	1.404	1.362
140	6.819	4.760	3.925	3.456	3.151	2.933	2.769	2.641	2.536	2.450	2.314	2.212	2.131	2.012	1.927	1.836	1.738	1.675	1.582	1.532	1.447	1.389	1.346
150	6.807	4.749	3.915	3.447	3.142	2.924	2.761	2.632	2.528	2.441	2.305	2.203	2.122	2.003	1.918	1.827	1.729	1.665	1.572	1.520	1.435	1.376	1.331
160	6.796	4.740	3.906	3.439	3.134	2.917	2.753	2.624	2.520	2.434	2.298	2.195	2.114	1.995	1.910	1.819	1.720	1.656	1.562	1.511	1.424	1.364	1.319
170	6.786	4.732	3.899	3.431	3.127	2.910	2.746	2.617	2.513	2.427	2.291	2.188	2.108	1.988	1.903	1.811	1.713	1.648	1.554	1.502	1.414	1.353	1.307
180	6.778	4.725	3.892	3.425	3.120	2.904	2.740	2.611	2.507	2.421	2.285	2.182	2.102	1.982	1.896	1.805	1.706	1.641	1.547	1.494	1.406	1.344	1.297
190	6.770	4.719	3.886	3.419	3.115	2.898	2.735	2.606	2.502	2.415	2.280	2.177	2.096	1.976	1.891	1.799	1.700	1.635	1.540	1.487	1.398	1.335	1.287
200	6.763	4.713	3.881	3.414	3.110	2.893	2.730	2.601	2.497	2.411	2.275	2.172	2.091	1.971	1.886	1.794	1.694	1.629	1.534	1.481	1.391	1.328	1.279
210	6.757	4.708	3.876	3.410	3.105	2.889	2.725	2.597	2.493	2.406	2.270	2.168	2.087	1.967	1.881	1.789	1.690	1.624	1.529	1.475	1.385	1.321	1.271
220	6.751	4.703	3.872	3.406	3.101	2.885	2.721	2.593	2.489	2.402	2.266	2.164	2.083	1.963	1.877	1.785	1.685	1.620	1.524	1.470	1.379	1.314	1.263
230	6.746	4.699	3.868	3.402	3.098	2.881	2.718	2.589	2.485	2.399	2.263	2.160	2.079	1.959	1.873	1.781	1.681	1.616	1.519	1.465	1.374	1.308	1.256
240	6.742	4.695	3.864	3.398	3.094	2.878	2.714	2.586	2.482	2.395	2.260	2.157	2.076	1.956	1.870	1.778	1.677	1.612	1.515	1.461	1.369	1.303	1.250
250	6.737	4.691	3.861	3.395	3.091	2.875	2.711	2.583	2.479	2.392	2.257	2.154	2.073	1.953	1.867	1.774	1.674	1.608	1.511	1.457	1.364	1.297	1.244
260	6.733	4.688	3.858	3.392	3.088	2.872	2.709	2.580	2.476	2.390	2.254	2.151	2.070	1.950	1.864	1.771	1.671	1.605	1.508	1.453	1.360	1.293	1.239
270	6.730	4.685	3.855	3.389	3.086	2.869	2.706	2.578	2.474	2.387	2.251	2.148	2.067	1.947	1.861	1.769	1.668	1.602	1.505	1.450	1.356	1.288	1.233

续表

n_2	n_1																						
	1	2	3	4	5	6	7	8	9	10	12	14	16	20	24	30	40	50	75	100	200	500	∞
280	6.726	4.682	3.852	3.387	3.083	2.867	2.704	2.575	2.471	2.385	2.249	2.146	2.065	1.944	1.858	1.766	1.665	1.599	1.502	1.447	1.353	1.284	1.229
290	6.723	4.679	3.850	3.384	3.081	2.865	2.701	2.573	2.469	2.382	2.246	2.144	2.063	1.942	1.856	1.764	1.663	1.597	1.499	1.444	1.349	1.280	1.224
300	6.720	4.677	3.848	3.382	3.079	2.862	2.699	2.571	2.467	2.380	2.244	2.142	2.061	1.940	1.854	1.761	1.660	1.594	1.496	1.441	1.346	1.276	1.220
310	6.717	4.674	3.845	3.380	3.077	2.861	2.697	2.569	2.465	2.378	2.242	2.140	2.059	1.938	1.852	1.759	1.658	1.592	1.494	1.438	1.343	1.273	1.216
320	6.715	4.672	3.843	3.378	3.075	2.859	2.695	2.567	2.463	2.377	2.241	2.138	2.057	1.936	1.850	1.757	1.656	1.590	1.491	1.436	1.340	1.270	1.212
330	6.712	4.670	3.841	3.376	3.073	2.857	2.694	2.565	2.461	2.375	2.239	2.136	2.055	1.934	1.848	1.755	1.654	1.588	1.489	1.434	1.337	1.267	1.208
340	6.710	4.668	3.840	3.375	3.071	2.855	2.692	2.564	2.460	2.373	2.237	2.134	2.053	1.933	1.846	1.754	1.652	1.586	1.487	1.432	1.335	1.264	1.204
350	6.708	4.666	3.838	3.373	3.070	2.854	2.691	2.562	2.458	2.372	2.236	2.133	2.052	1.931	1.845	1.752	1.651	1.584	1.485	1.429	1.333	1.261	1.201
360	6.706	4.665	3.836	3.372	3.068	2.852	2.689	2.561	2.457	2.370	2.234	2.131	2.050	1.930	1.843	1.751	1.649	1.582	1.483	1.428	1.330	1.258	1.198
370	6.704	4.663	3.835	3.370	3.067	2.851	2.688	2.560	2.455	2.369	2.233	2.130	2.049	1.928	1.842	1.749	1.648	1.581	1.482	1.426	1.328	1.256	1.195
380	6.702	4.661	3.834	3.369	3.066	2.850	2.687	2.558	2.454	2.368	2.232	2.129	2.048	1.927	1.841	1.748	1.646	1.579	1.480	1.424	1.326	1.253	1.192
390	6.700	4.660	3.832	3.368	3.064	2.848	2.685	2.557	2.453	2.367	2.231	2.128	2.046	1.926	1.839	1.746	1.645	1.578	1.478	1.422	1.324	1.251	1.189
400	6.699	4.659	3.831	3.366	3.063	2.847	2.684	2.556	2.452	2.365	2.229	2.126	2.045	1.925	1.838	1.745	1.643	1.576	1.477	1.421	1.322	1.249	1.186
420	6.696	4.656	3.829	3.364	3.061	2.845	2.682	2.554	2.450	2.363	2.227	2.124	2.043	1.922	1.836	1.743	1.641	1.574	1.474	1.418	1.319	1.245	1.181
440	6.693	4.654	3.826	3.362	3.059	2.843	2.680	2.552	2.448	2.361	2.225	2.122	2.041	1.920	1.834	1.741	1.639	1.572	1.472	1.415	1.316	1.241	1.177
460	6.690	4.652	3.824	3.360	3.057	2.841	2.678	2.550	2.446	2.360	2.224	2.121	2.039	1.918	1.832	1.739	1.637	1.570	1.469	1.413	1.313	1.238	1.172
480	6.688	4.650	3.823	3.358	3.056	2.840	2.677	2.548	2.444	2.358	2.222	2.119	2.038	1.917	1.830	1.737	1.635	1.568	1.467	1.410	1.311	1.235	1.168
500	6.686	4.648	3.821	3.357	3.054	2.838	2.675	2.547	2.443	2.356	2.220	2.117	2.036	1.915	1.829	1.735	1.633	1.566	1.465	1.408	1.308	1.232	1.164
600	6.677	4.641	3.814	3.351	3.048	2.832	2.669	2.541	2.437	2.351	2.214	2.111	2.030	1.909	1.822	1.729	1.626	1.559	1.458	1.400	1.298	1.220	1.149
700	6.671	4.636	3.810	3.346	3.043	2.828	2.665	2.537	2.433	2.346	2.210	2.107	2.026	1.905	1.818	1.724	1.621	1.554	1.452	1.394	1.291	1.211	1.137
800	6.667	4.632	3.806	3.343	3.040	2.825	2.662	2.533	2.429	2.343	2.207	2.104	2.023	1.901	1.814	1.721	1.618	1.550	1.448	1.390	1.286	1.204	1.127
900	6.663	4.629	3.803	3.340	3.038	2.822	2.659	2.531	2.427	2.341	2.204	2.101	2.020	1.899	1.812	1.718	1.615	1.547	1.445	1.386	1.282	1.199	1.119
1000	6.660	4.626	3.801	3.338	3.036	2.820	2.657	2.529	2.425	2.339	2.203	2.099	2.018	1.897	1.810	1.716	1.613	1.544	1.442	1.383	1.278	1.195	1.112
∞	6.635	4.605	3.782	3.319	3.017	2.802	2.639	2.511	2.407	2.321	2.185	2.082	2.000	1.878	1.791	1.696	1.592	1.523	1.419	1.358	1.247	1.153	1.000

附表 8-1　二项分布参数 p 的置信区间表

$1-\alpha=0.95$

m	\multicolumn{25}{c}{$n-m$}
	1	2	3	4	5	6	7	8	9	10	12	14	16	18	20	22	24	26	28	30	40	60	100	200	500
0	.975	.842	.708	.602	.522	.459	.410	.369	.336	.308	.265	.232	.202	.185	.168	.154	.142	.132	.123	.116	.088	.060	.036	.018	.007
	.000	.000	.000	.000	.000	.000	.000	.000	.000	.000	.000	.000	.000	.000	.000	.000	.000	.000	.000	.000	.000	.000	.000	.000	.000
1	.013	.008	.006	.005	.004	.004	.003	.003	.003	.002	.002	.002	.001	.001	.001	.001	.001	.001	.001	.001	.001	.000	.000	.000	.000
	.987	.906	.806	.716	.641	.579	.527	.483	.445	.413	.360	.319	.287	.260	.238	.219	.203	.190	.178	.167	.129	.088	.054	.027	.011
2	.094	.088	.053	.043	.037	.032	.028	.025	.023	.021	.018	.016	.014	.012	.011	.010	.009	.009	.008	.008	.006	.004	.002	.001	.000
	.992	.932	.853	.777	.710	.651	.600	.556	.518	.484	.428	.383	.347	.317	.292	.270	.251	.235	.221	.208	.162	.112	.069	.035	.014
3	.194	.147	.118	.099	.085	.075	.067	.060	.055	.050	.043	.038	.034	.030	.028	.025	.024	.022	.020	.019	.015	.010	.006	.003	.001
	.994	.947	.882	.816	.756	.701	.652	.610	.572	.538	.481	.434	.396	.363	.336	.312	.292	.274	.257	.243	.191	.133	.083	.043	.017
4	.284	.233	.184	.157	.137	.122	.109	.099	.091	.084	.073	.064	.057	.052	.047	.044	.040	.038	.035	.033	.025	.017	.011	.005	.002
	.995	.957	.901	.843	.788	.738	.692	.651	.614	.581	.524	.476	.437	.403	.374	.349	.327	.307	.290	.275	.217	.152	.096	.049	.020
5	.359	.290	.245	.212	.187	.167	.151	.139	.128	.118	.103	.091	.082	.075	.068	.063	.058	.055	.051	.048	.037	.025	.016	.008	.003
	.996	.963	.915	.863	.813	.766	.723	.684	.649	.616	.560	.512	.467	.436	.407	.381	.358	.337	.319	.303	.241	.170	.108	.056	.023
6	.421	.349	.299	.262	.234	.211	.192	.177	.163	.152	.133	.119	.107	.098	.090	.083	.077	.072	.068	.064	.049	.034	.021	.011	.004
	.996	.968	.925	.878	.833	.789	.749	.711	.677	.646	.590	.543	.502	.467	.436	.410	.386	.364	.345	.328	.263	.187	.119	.062	.026

m	1	2	3	4	5	6	7	8	9	10	12	14	16	18	20	22	24	26	28	30	40	60	100	200	500
7	.997	.972	.933	.891	.849	.808	.770	.734	.701	.671	.616	.570	.529	.494	.463	.435	.411	.389	.369	.351	.283	.203	.130	.068	.028
	.473	.400	.348	.308	.277	.251	.230	.213	.198	.184	.163	.146	.132	.121	.111	.103	.096	.090	.084	.080	.062	.043	.027	.014	.005
8	.997	.975	.940	.901	.861	.832	.787	.753	.722	.692	.639	.593	.553	.518	.487	.459	.434	.412	.391	.373	.302	.218	.141	.074	.031
	.517	.444	.380	.349	.316	.289	.266	.247	.230	.215	.191	.172	.156	.143	.132	.123	.115	.107	.101	.096	.075	.052	.033	.017	.007
9	.997	.977	.945	.909	.872	.837	.802	.770	.740	.711	.660	.615	.575	.540	.508	.481	.455	.433	.412	.393	.321	.233	.151	.080	.033
	.555	.482	.428	.386	.351	.323	.299	.278	.260	.244	.218	.197	.180	.165	.153	.142	.133	.125	.118	.111	.088	.061	.038	.020	.008
10	.998	.979	.950	.916	.882	.848	.816	.785	.756	.728	.678	.634	.595	.560	.528	.500	.475	.452	.431	.412	.338	.248	.162	.086	.036
	.587	.516	.462	.419	.384	.354	1.000	.308	.289	.272	.224	.221	.202	.186	.173	.161	.151	.142	.134	.127	.100	.071	.045	.023	.009
12	.998	.982	.957	.927	.897	.867	.837	.809	.782	.756	.709	.666	.628	.594	.563	.535	.510	.487	.465	.446	.369	.273	.180	.097	.040
	.640	.572	.519	.476	.440	.410	.384	.361	.304	.322	.291	.266	.245	.227	.211	.197	.186	.175	.166	.157	.125	.089	.057	.030	.012
14	.998	.984	.962	.936	.909	.881	.854	.828	.803	.779	.734	.694	.657	.624	.593	.566	.540	.517	.496	.476	.398	.297	.198	.107	.045
	.681	.617	.566	.524	.488	.457	.430	.407	.385	.336	.334	.306	.283	.264	.247	.232	.218	.206	.196	.186	.150	.107	.069	.036	.015
16	.999	.986	.966	.943	.918	.893	.868	.844	.820	.798	.755	.717	.681	.649	.619	.592	.567	.544	.522	.502	.422	.319	.214	.117	.050
	.713	.653	.604	.563	.529	.498	.471	.447	.425	.405	.372	.343	.319	.298	.280	.263	.249	.236	.224	.214	.173	.126	.081	.043	.018
18	.999	.988	.970	.948	.925	.902	.879	.857	.835	.814	.773	.736	.702	.671	.642	.615	.590	.568	.547	.527	.445	.340	.230	.127	.054
	.740	.683	.637	.597	.564	.533	.506	.482	.460	.440	.406	.376	.351	.329	.310	.293	.277	.264	.251	.240	.196	.143	.093	.050	.021
20	.999	.989	.972	.953	.932	.910	.889	.868	.847	.827	.789	.753	.720	.690	.662	.636	.612	.589	.568	.548	.467	.359	.245	.137	.059
	.762	.708	.664	.626	.593	.564	.537	.513	.492	.472	.437	.407	.381	.358	.338	.320	.304	.289	.276	.264	.217	.160	.105	.057	.024
22	.999	.990	.975	.956	.937	.917	.897	.877	.858	.839	.803	.768	.737	.707	.680	.654	.631	.608	.588	.568	.487	.378	.260	.146	.062
	.781	.730	.688	.651	.619	.590	.565	.541	.519	.500	.465	.434	.408	.385	.364	.346	.329	.314	.300	.287	.237	.177	.117	.063	.027
24	.999	.991	.976	.960	.942	.923	.904	.885	.867	.849	.814	.782	.751	.723	.696	.671	.648	.626	.605	.586	.505	.395	.274	.155	.067
	.797	.749	.708	.673	.642	.614	.589	.566	.545	.525	.490	.460	.433	.410	.388	.369	.352	.337	.322	.309	.257	.193	.128	.070	.030
26	.999	.991	.978	.962	.945	.928	.910	.893	.875	.858	.825	.794	.764	.736	.711	.686	.663	.642	.622	.603	.522	.411	.287	.164	.072
	.810	.765	.726	.693	.663	.636	.611	.588	.567	.548	.513	.483	.456	.432	.411	.392	.374	.358	.343	.330	.276	.208	.140	.077	.033
28	.999	.992	.980	.965	.949	.932	.916	.899	.882	.866	.834	.804	.776	.749	.724	.700	.678	.657	.637	.618	.538	.426	.300	.172	.076
	.822	.779	.743	.710	.681	.655	.631	.609	.588	.569	.535	.504	.478	.453	.432	.412	.395	.378	.363	.349	.294	.223	.153	.083	.036

(列标题区间为 $n-m$)

续表

m	\ $n-m$ \ 1	2	3	4	5	6	7	8	9	10	12	14	16	18	20	22	24	26	28	30	40	60	100	200	500
30	.999	.992	.981	.967	.952	.936	.920	.904	.889	.873	.843	.814	.786	.760	.736	.713	.691	.670	.651	.632	.552	.441	.313	.181	.080
	.833	.792	.757	.725	.697	.672	.649	.627	.607	.588	.554	.524	.498	.437	.452	.432	.414	.397	.382	.368	.311	.237	.162	.090	.039
40	.999	.994	.985	.975	.963	.951	.938	.925	.912	.900	.875	.850	.827	.804	.783	.763	.743	.724	.706	.689	.614	.503	.368	.220	.099
	.871	.838	.809	.783	.759	.737	.717	.689	.679	.662	.631	.602	.578	.555	.533	.513	.495	.478	.462	.448	.386	.303	.231	.122	.053
60	1.000	.996	.990	.983	.975	.966	.957	.948	.939	.929	.911	.893	.874	.857	.840	.823	.807	.792	.777	.763	.687	.593	.455	.287	.136
	.912	.888	.867	.848	.830	.813	.797	.782	.767	.752	.727	.703	.681	.660	.641	.622	.605	.589	.574	.559	.497	.407	.300	.181	.083
100	1.000	.998	.994	.989	.984	.979	.973	.967	.962	.955	.943	.931	.919	.907	.895	.883	.872	.860	.847	.838	.787	.700	.571	.395	.199
	.946	.931	.917	.904	.892	.881	.870	.859	.849	.838	.820	.802	.786	.770	.755	.740	.726	.713	.700	.687	.632	.545	.429	.280	.138
200	1.000	.999	.997	.995	.992	.989	.986	.983	.980	.977	.970	.964	.957	.950	.943	.937	.930	.923	.917	.910	.878	.819	.720	.550	.319
	.973	.965	.957	.951	.944	.938	.932	.926	.920	.914	.903	.893	.883	.873	.863	.854	.845	.836	.828	.819	.780	.713	.605	.459	.253
500	1.000	1.000	.999	.998	.997	.996	.995	.993	.992	.991	.988	.985	.982	.979	.976	.973	.970	.967	.964	.961	.947	.917	.862	.747	.531
	.989	.986	.983	.980	.977	.974	.972	.969	.967	.964	.960	.955	.950	.946	.941	.937	.933	.928	.924	.920	.901	.864	.801	.681	.469

附表 8-2 二项分布参数 p 的置信区间表

$1-\alpha=0.95$

m		1	2	3	4	5	6	7	8	9	10	12	14	16	18	20	22	24	26	28	30	40	60	100	200	500
0		.995	.929	.829	.734	.653	.586	.531	.484	.445	.411	.357	.315	.282	.255	.233	.214	.198	.184	.173	.162	.124	.085	.052	.026	.011
		.000	.000	.000	.000	.000	.000	.000	.000	.000	.000	.000	.000	.000	.000	.000	.000	.000	.000	.000	.000	.000	.000	.000	.000	.000
1		.997	.959	.889	.815	.746	.685	.632	.585	.544	.509	.449	.402	.363	.331	.304	.281	.262	.245	.230	.216	.168	.116	.071	.036	.015
		.003	.002	.001	.001	.001	.001	.001	.001	.001	.000	.000	.000	.000	.000	.000	.000	.000	.000	.000	.000	.000	.000	.000	.000	.000
2		.998	.971	.917	.856	.797	.742	.693	.648	.608	.573	.512	.463	.422	.387	.358	.332	.310	.291	.274	.259	.203	.141	.088	.045	.018
		.041	.029	.023	.019	.016	.014	.012	.011	.010	.009	.008	.007	.006	.005	.005	.004	.004	.004	.004	.003	.002	.002	.001	.001	.000
3		.999	.977	.934	.882	.830	.781	.735	.693	.655	.621	.561	.510	.468	.432	.401	.374	.351	.330	.311	.295	.233	.164	.103	.053	.022
		.111	.083	.066	.055	.047	.042	.037	.033	.030	.028	.024	.021	.019	.017	.015	.014	.013	.012	.011	.011	.008	.005	.003	.002	.001
4		.999	.981	.945	.900	.854	.809	.767	.728	.691	.658	.599	.549	.507	.470	.438	.410	.385	.363	.344	.326	.260	.184	.116	.061	.025
		.185	.144	.118	.100	.087	.077	.069	.062	.057	.053	.045	.040	.036	.032	.029	.027	.025	.023	.022	.020	.016	.011	.007	.003	.001
5		.999	.984	.953	.913	.872	.831	.791	.755	.720	.688	.631	.582	.539	.502	.470	.441	.416	.393	.373	.354	.284	.203	.129	.068	.028
		.254	.203	.170	.146	.128	.114	.103	.094	.087	.080	.070	.062	.055	.050	.046	.042	.039	.037	.034	.032	.025	.017	.010	.005	.002
6		.999	.986	.958	.923	.886	.848	.811	.777	.744	.714	.658	.610	.567	.531	.498	.469	.443	.420	.398	.379	.306	.220	.142	.075	.031
		.315	.258	.219	.191	.169	.152	.138	.127	.117	.109	.095	.085	.076	.069	.064	.059	.054	.051	.048	.045	.035	.024	.015	.008	.003

$n-m$

续表

m	\(n-m\) 1	2	3	4	5	6	7	8	9	10	12	14	16	18	20	22	24	26	28	30	40	60	100	200	500
7	.999	.988	.963	.931	.897	.862	.828	.795	.764	.735	.681	.634	.592	.555	.522	.493	.467	.443	.422	.402	.327	.237	.153	.081	.033
	.368	.307	.265	.233	.209	.189	.172	.159	.147	.137	.121	.108	.097	.089	.082	.076	.070	.066	.062	.058	.045	.031	.019	.010	.004
8	.999	.989	.967	.938	.906	.873	.841	.811	.781	.753	.701	.655	.614	.578	.545	.516	.489	.465	.443	.423	.346	.252	.164	.087	.036
	.415	.352	.307	.272	.245	.223	.205	.189	.176	.165	.146	.131	.119	.109	.100	.093	.087	.081	.076	.072	.056	.039	.024	.012	.005
9	.999	.990	.970	.943	.913	.883	.853	.824	.795	.768	.718	.674	.634	.598	.565	.536	.510	.485	.463	.443	.364	.267	.175	.093	.039
	.456	.392	.345	.309	.280	.256	.236	.219	.205	.192	.171	.154	.140	.128	.119	.110	.103	.097	.091	.086	.067	.047	.029	.015	.006
10	1.000	.991	.972	.947	.920	.891	.863	.835	.808	.782	.734	.690	.651	.616	.583	.555	.529	.504	.482	.461	.381	.281	.185	.099	.041
	.491	.427	.379	.342	.312	.286	.265	.247	.232	.218	.195	.176	.161	.148	.137	.127	.119	.112	.106	.100	.079	.055	.035	.018	.007
12	1.000	.992	.976	.955	.930	.905	.879	.854	.829	.805	.760	.719	.682	.647	.616	.587	.561	.537	.515	.494	.412	.307	.205	.110	.047
	.551	.488	.439	.401	.369	.342	.319	.299	.282	.266	.240	.218	.200	.185	.172	.161	.151	.142	.134	.127	.101	.072	.045	.024	.010
14	1.000	.993	.979	.960	.938	.915	.892	.869	.846	.824	.782	.743	.707	.674	.643	.615	.590	.566	.543	.522	.440	.332	.223	.122	.051
	.598	.537	.490	.451	.418	.390	.366	.345	.326	.310	.281	.257	.237	.220	.206	.193	.181	.171	.162	.154	.124	.088	.057	.030	.012
16	1.000	.994	.981	.964	.945	.924	.903	.881	.860	.839	.800	.763	.728	.696	.666	.639	.614	.590	.568	.548	.464	.354	.239	.132	.056
	.637	.578	.532	.493	.461	.433	.408	.386	.366	.349	.318	.293	.272	.253	.237	.223	.211	.200	.189	.180	.146	.105	.068	.036	.015
18	1.000	.995	.983	.968	.950	.931	.911	.891	.872	.852	.815	.780	.747	.716	.687	.661	.636	.612	.591	.570	.486	.374	.255	.142	.061
	.669	.613	.568	.530	.498	.469	.445	.422	.402	.384	.353	.326	.304	.284	.267	.252	.238	.226	.215	.205	.167	.122	.079	.042	.018
20	1.000	.995	.985	.971	.954	.936	.918	.900	.881	.863	.828	.794	.763	.733	.705	.679	.655	.632	.611	.591	.507	.394	.271	.152	.066
	.669	.642	.599	.562	.530	.502	.478	.455	.435	.417	.384	.357	.334	.313	.295	.279	.264	.251	.239	.229	.187	.137	.090	.048	.020
22	1.000	.996	.986	.973	.958	.941	.924	.907	.890	.873	.839	.807	.777	.748	.721	.696	.673	.650	.629	.609	.526	.411	.286	.162	.070
	.696	.668	.626	.590	.559	.531	.507	.484	.464	.445	.413	.385	.361	.339	.321	.304	.289	.274	.263	.251	.207	.153	.101	.054	.023
24	1.000	.996	.987	.975	.961	.946	.930	.913	.897	.881	.849	.819	.789	.762	.736	.711	.688	.666	.646	.626	.543	.428	.300	.171	.075
	.738	.690	.649	.615	.584	.557	.533	.511	.490	.471	.439	.410	.385	.364	.345	.327	.312	.298	.285	.273	.226	.168	.112	.061	.026
26	1.000	.996	.988	.977	.963	.949	.934	.919	.903	.888	.858	.829	.800	.774	.749	.726	.702	.681	.661	.642	.560	.444	.313	.180	.079
	.755	.709	.670	.637	.607	.580	.557	.535	.515	.496	.463	.434	.410	.388	.368	.350	.334	.319	.306	.293	.244	.183	.122	.067	.029
28	1.000	.996	.989	.978	.966	.952	.938	.924	.909	.894	.866	.838	.811	.785	.761	.737	.715	.694	.675	.656	.575	.459	.326	.186	.083
	.770	.726	.689	.656	.627	.602	.578	.559	.537	.518	.485	.457	.432	.409	.389	.371	.354	.339	.325	.312	.262	.198	.133	.073	.031

续表

m										n-m															
	1	2	3	4	5	6	7	8	9	10	12	14	16	18	20	22	24	26	28	30	40	60	100	200	500
30	1.000	.997	.989	.980	.968	.955	.942	.928	.914	.900	.873	.846	.820	.795	.771	.749	.727	.707	.688	.669	.589	.473	.339	.197	.088
	.784	.741	.705	.674	.646	.621	.598	.577	.557	.539	.506	.478	.452	.430	.409	.391	.374	.358	.344	.331	.278	.212	.143	.079	.034
40	1.000	.998	.992	.984	.975	.965	.955	.944	.933	.921	.899	.876	.854	.833	.813	.793	.774	.756	.738	.722	.646	.534	.394	.237	.108
	.832	.797	.767	.740	.716	.694	.673	.654	.636	.619	.588	.560	.536	.514	.493	.474	.457	.440	.425	.411	.354	.276	.193	.110	.048
60	1.000	.998	.995	.989	.983	.976	.969	.961	.953	.945	.928	.912	.895	.878	.863	.847	.832	.817	.802	.788	.724	.620	.479	.305	.145
	.884	.859	.936	.816	.797	.780	.763	.748	.733	.919	.693	.668	.646	.625	.606	.589	.572	.556	.541	.527	.466	.380	.278	.167	.076
100	1.000	.999	.997	.993	.990	.985	.981	.976	.971	.965	.955	.943	.932	.921	.910	.899	.888	.876	.867	.857	.807	.722	.593	.407	.209
	.929	.912	.897	.884	.871	.858	.847	.836	.825	.815	.795	.777	.761	.745	.729	.714	.700	.687	.674	.661	.606	.521	.407	.265	.129
200	1.000	.999	.998	.997	.995	.992	.990	.988	.985	.982	.976	.970	.964	.958	.952	.946	.939	.933	.927	.921	.890	.833	.735	.565	.332
	.964	.955	.947	.939	.932	.925	.919	.913	.807	.901	.890	.878	.868	.858	.848	.838	.829	.820	.811	.803	.763	.695	.593	.475	.243
500	1.000	1.000	.999	.999	.998	.997	.996	.995	.994	.993	.990	.988	.985	.982	.980	.977	.974	.971	.969	.966	.952	.924	.871	.757	.541
	.985	.982	.978	.975	.972	.969	.967	.964	.961	.959	.953	.949	.944	.939	.934	.930	.925	.921	.917	.912	.892	.855	.791	.668	.459

附表9 检验相关显著性的临界值表

$$P\{|r| > r_{\frac{\alpha}{2}}\} = \alpha$$

df	α				
	0.10	0.05	0.02	0.01	0.001
1	.98769	.99692	.999507	.999877	.9999988
2	.90000	.95000	.98000	.99000	.99900
3	.8054	.8783	,93433	.95873	.99116
4	.7293	.8114	.8822	.91720	.97406
5	.6694	.7545	.8329	.8745	.95074
6	.6215	.7067	.7887	.8343	.92493
7	.5822	.6664	.7498	.7977	.8982
8	.5404	.6319	.7155	.7646	.8721
9	.5214	.6021	.6851	.7348	.8471
10	.4973	.5760	.6581	.7079	.8233
11	.4762	.5529	.6339	.6835	.8010
12	.4575	.5324	.6120	.6614	.7800
13	.4409	.5139	.5923	.6411	.7603
14	.4259	.4973	.5742	.6226	.7420
15	.4124	.4821	.5577	.6055	.7246
16	.4000	.4683	.5425	.5897	.7084
17	.3887	.4555	.5285	.5751	.6932
18	.3783	.4438	.5155	.5614	.6787
19	.3687	.4329	.5004	.5487	.6652
20	.3598	.4227	.4921	.5368	.6524
25	.3233	.3809	.4451	.4869	.5974
30	.2960	.3494	.4093	.4487	.5541
35	.2746	.3246	.3810	.4182	.5189
40	.2573	.3044	.3578	.3932	.4898
45	.2428	.2975	.3384	.3721	.4648
50	.2306	.2732	.3218	.3541	.4433
60	.2108	.2500	.2948	.3248	.4078
70	.1954	.2319	.2737	.3017	.3799
80	.1829	.2172	.2565	.2830	.3568
90	.1726	.2050	.2422	.2673	.3375
100	.1638	.1946	.2301	.2540	.3211

df=n−2

附表 10　正交表

（1）$m=2$ 的情形

$L_4\,(2^3)$

试验号	列号		
	1	2	3
1	1	1	1
2	1	2	2
3	2	1	2
4	2	2	1

$L_8\,(2^7)$

试验号	列号						
	1	2	3	4	5	6	7
1	1	1	1	1	1	1	1
2	1	1	1	2	2	2	2
3	1	2	2	1	1	2	2
4	1	2	2	2	2	1	1
5	2	1	2	1	2	1	2
6	2	1	2	2	1	2	1
7	2	2	1	1	2	2	1
8	2	2	1	2	1	1	2

$L_{12}\,(2^{11})$

试验号	列号										
	1	2	3	4	5	6	7	8	9	10	11
1	1	1	1	1	1	1	1	1	1	1	1
2	1	1	1	1	1	2	2	2	2	2	2
3	1	1	2	2	2	1	1	1	2	2	2
4	1	2	1	2	2	1	2	2	1	1	2
5	1	2	2	1	2	2	1	2	1	2	1
6	1	2	2	2	1	2	2	1	2	1	1
7	2	1	2	2	1	1	2	2	1	2	1
8	2	1	2	1	2	2	2	1	1	1	2

试验号	列号										
	1	2	3	4	5	6	7	8	9	10	11
9	2	1	1	2	2	2	1	2	2	1	1
10	2	2	2	1	1	1	1	2	2	1	2
11	2	2	1	2	1	2	1	1	1	2	2
12	2	2	1	1	2	1	2	1	2	2	1

$$L_{16}(2^{15})$$

试验号	列号														
	1	2	3	4	5	6	7	8	9	10	11	12	13	14	15
1	1	1	1	1	1	1	1	1	1	1	1	1	1	1	1
2	1	1	1	1	1	1	1	2	2	2	2	2	2	2	2
3	1	1	1	2	2	2	2	1	1	1	1	2	2	2	2
4	1	1	1	2	2	2	2	2	2	2	2	1	1	1	1
5	1	2	2	1	1	2	2	1	1	2	2	1	1	2	2
6	1	2	2	1	1	2	2	2	2	1	1	2	2	1	1
7	1	2	2	2	2	1	1	1	1	2	2	2	2	1	1
8	1	2	2	2	2	1	1	2	2	1	1	1	1	2	2
9	2	1	2	1	2	1	2	1	2	1	2	1	2	1	2
10	2	1	2	1	2	1	2	2	1	2	1	2	1	2	1
11	2	1	2	2	1	2	1	1	2	1	2	2	1	2	1
12	2	1	2	2	1	2	1	2	1	2	1	1	2	1	2
13	2	2	1	1	2	2	1	1	2	2	1	1	2	2	1
14	2	2	1	1	2	2	1	2	1	1	2	2	1	1	2
15	2	2	1	2	1	1	2	1	2	2	1	2	1	1	2
16	2	2	1	2	1	1	2	2	1	1	2	1	2	2	1

（2）$m=3$ 的情形

$$L_9(3^4)$$

试验号	列号			
	1	2	3	4
1	1	1	1	1
2	1	2	2	2
3	1	3	3	3
4	2	1	2	3
5	2	2	3	1
6	2	3	1	2
7	3	1	3	2
8	3	2	1	3
9	3	3	2	1

L_{18} (37)

试验号	列号						
	1	2	3	4	5	6	7
1	1	1	1	1	1	1	1
2	1	2	2	2	2	2	2
3	1	3	3	3	3	3	3
4	2	1	1	2	2	3	3
5	2	2	2	3	3	1	1
6	2	3	3	1	1	2	2
7	3	1	2	1	3	2	3
8	3	2	3	2	1	3	1
9	3	3	1	3	2	1	2
10	1	1	3	3	2	2	1
11	1	2	1	1	3	3	2
12	1	3	2	2	1	1	3
13	2	1	2	3	1	3	2
14	2	2	3	1	2	1	3
15	2	3	1	2	3	2	1
16	3	1	3	2	3	1	2
17	3	2	1	3	1	2	3
18	3	3	2	1	2	3	1

L_{27} (3^{13})

试验号	列号												
	1	2	3	4	5	6	7	8	9	10	11	12	13
1	1	1	1	1	1	1	1	1	1	1	1	1	1
2	1	1	1	1	2	2	2	2	2	2	2	2	2
3	1	1	1	1	3	3	3	3	3	3	3	3	3
4	1	2	2	2	1	1	1	2	2	2	3	3	3
5	1	2	2	2	2	2	2	3	3	3	1	1	1
6	1	2	2	2	3	3	3	1	1	1	2	2	2
7	1	3	3	3	1	1	1	3	3	3	2	2	2
8	1	3	3	3	2	2	2	1	1	1	3	3	3
9	1	3	3	3	3	3	3	2	2	2	1	1	1
10	2	1	2	3	1	2	3	1	2	3	1	2	3
11	2	1	2	3	2	3	1	2	3	1	2	3	1
12	2	1	2	3	3	1	2	3	1	2	3	1	2
13	2	2	3	1	1	2	3	2	3	1	3	1	2
14	2	2	3	1	2	3	1	3	1	2	1	2	3

试验号	列号												
	1	2	3	4	5	6	7	8	9	10	11	12	13
15	2	2	3	1	3	1	2	1	2	3	2	3	1
16	2	3	1	2	1	2	3	3	1	2	2	3	1
17	2	3	1	2	2	3	1	1	2	3	3	1	2
18	2	3	1	2	3	1	2	2	3	1	1	2	3
19	3	1	3	2	1	3	2	1	3	2	1	3	2
20	3	1	3	2	2	1	3	2	1	3	2	1	3
21	3	1	3	2	3	2	1	3	2	1	3	2	1
22	3	2	1	3	1	3	2	2	1	3	3	2	1
23	3	2	1	3	2	1	3	3	2	1	1	3	2
24	3	2	1	3	3	2	1	1	3	2	2	1	3
25	3	3	2	1	1	3	2	3	2	1	2	1	3
26	3	3	2	1	2	1	3	1	3	2	3	2	1
27	3	3	2	1	3	2	1	2	1	3	1	3	2

（3）$m=4$ 的情形

$$L_{18}(4^5)$$

试验号	列号				
	1	2	3	4	5
1	1	1	1	1	1
2	1	2	2	2	2
3	1	3	3	3	3
4	1	4	4	4	4
5	2	1	2	3	4
6	2	2	1	4	3
7	2	3	4	1	2
8	2	4	3	2	1
9	3	1	3	4	2
10	3	2	4	3	1
11	3	3	1	2	4
12	3	4	2	1	3
13	4	1	4	2	3
14	4	2	3	1	4
15	4	3	2	4	1
16	4	4	1	3	2

$$L_{32}(4^9)$$

试验号	列号								
	1	2	3	4	5	6	7	8	9
1	1	1	1	1	1	1	1	1	1

续表

试验号	列号								
	1	2	3	4	5	6	7	8	9
2	1	2	2	2	2	2	2	2	2
3	1	3	3	3	3	3	3	3	3
4	1	4	4	4	4	4	4	4	4
5	2	1	1	2	2	3	3	4	4
6	2	2	2	1	1	4	4	3	3
7	2	3	3	4	4	1	1	2	2
8	2	4	4	3	3	2	2	1	1
9	3	1	2	3	4	1	2	3	4
10	3	2	1	4	3	2	1	4	3
11	3	3	4	1	2	3	4	1	2
12	3	4	3	2	1	4	3	2	1
13	4	1	2	4	3	3	4	2	1
14	4	2	1	3	4	4	3	1	2
15	4	3	4	2	1	1	2	4	3
16	4	4	3	1	2	2	1	3	4
17	1	1	4	1	4	2	3	2	3
18	1	2	3	2	3	1	4	1	4
19	1	3	2	3	2	4	1	4	1
20	1	4	1	4	1	3	2	3	2
21	2	1	4	2	3	4	1	3	2
22	2	2	3	1	4	3	2	4	1
23	2	3	2	4	1	2	3	1	4
24	2	4	1	3	2	1	4	2	3
25	3	1	3	3	1	2	4	4	2
26	3	2	4	4	2	1	3	3	1
27	3	3	1	1	3	4	2	2	4
28	3	4	2	2	4	3	1	1	3
29	4	1	3	4	2	4	2	1	3
30	4	2	4	3	1	3	1	2	4
31	4	3	1	2	4	2	4	3	1
32	4	4	2	1	3	1	3	4	2

（4）混合型情形

$$L_6\,(\,4\times2^4\,)$$

试验号	列号				
	1	2	3	4	5
1	1	1	1	1	1
2	1	2	2	2	2
3	2	1	1	2	2
4	2	2	2	1	1

续表

试验号	列号				
	1	2	3	4	5
5	3	1	2	1	2
6	3	2	1	2	1
7	4	1	2	2	1
8	4	2	1	1	2

$$L_{12}\,(\,3\times2^3\,)$$

试验号	列号			
	1	2	3	4
1	1	1	1	1
2	1	2	1	2
3	1	1	2	2
4	1	2	2	1
5	2	1	1	1
6	2	2	1	2
7	2	1	2	2
8	2	2	2	1
9	3	1	1	1
10	3	2	1	2
11	3	1	2	2
12	3	2	2	1

$$L_{18}\,(\,2\times3^7\,)$$

试验号	列号							
	1	2	3	4	5	6	7	8
1	1	1	1	1	1	1	1	1
2	1	1	2	2	2	2	2	2
3	1	1	3	3	3	3	3	3
4	1	2	1	1	2	2	3	3
5	1	2	2	2	3	3	1	1
6	1	2	3	3	1	1	2	2
7	1	3	1	2	1	3	2	3
8	1	3	2	3	2	1	3	1
9	1	3	3	1	3	2	1	2
10	2	1	1	3	3	2	2	1
11	2	1	2	1	1	3	3	2
12	2	1	3	2	2	1	1	3
13	2	2	1	2	3	1	3	2
14	2	2	2	3	1	2	1	3
15	2	2	3	1	2	3	2	1

152

续表

试验号	列号							
	1	2	3	4	5	6	7	8
16	2	3	1	3	2	3	1	2
17	2	3	2	1	3	1	2	3
18	2	3	3	2	1	2	3	1

参考文献

［1］高祖新，刘更新.医药数理统计［M］.3版.北京：中国医药科技出版社，2017.

［2］张丕德，马洪林.医药数理统计（案例版）［M］.北京：科学出版社，2018.

［3］高祖新，医药数理统计方法学习指导与习题集［M］.2版.北京：人民卫生出版社，
2016.

［4］高祖新，尹勤.医药应用统计［M］.2版.北京：科学出版社，2009.

［5］祝国强.医药数理统计方法［M］.2版.北京：高等教育出版社，2009.